U0257807

CREATIVE CARE

A REVOLUTIONARY APPROACH TO DEMENTIA AND ELDER CARE

我的养老我做主知识丛书

创意关怀

认知症和高龄照护的革命性趋向

[美] 安妮·巴斯廷（Anne Basting）◎著

朱晓波◎译

复旦大學 出版社

作者简介

　　安妮·巴斯廷(Anne Basting)博士是一位美国艺术家、学者和教育家。20多年来她深入研究如何将艺术注入高龄长者的护理过程中,尤其关注认知症和认知障碍患者,致力于运用艺术和文化的力量改变高龄人群的个人生活及社区环境。凭借创新理念和实践,巴斯廷博士荣获2016年度著名的麦克阿瑟人才奖,还获得阿育王奖金、洛克菲勒奖金和其他多项重大项目资助。她是多本专业书籍的作者和编辑。

　　巴斯廷博士目前担任美国威斯康星州密尔沃基大学教授。她还是非营利组织"时光流转"的创始人兼总裁,建立了由艺术家和护理人员组成的网络组织,该组织通过创意关怀为高龄长者的晚年生活带来新的意义和欢乐,在美国48个州和世界20个国家、地区拥有900多名获得认证的长者活动辅导人员。

序　1

中国已面临人口老龄化的重大挑战。国家统计局数据显示,2022 年末,我国 60 岁及以上人口达到 2.8 亿,占总人口的 19.8%;2033 年,中国老年人口将突破 4 亿,占总人口的 1/4;2053 年达到峰值 4.87 亿,占总人口的 1/3 以上。全国第七次人口普查资料显示,我国 60 岁及以上人口有 12% 处于不健康状况,其中有 2% 的老年人生活不能自理,预测到 2030 年,我国失能、半失能老年人的规模从 2020 年的 4 564 万人将上升到近 6 953 万人。根据中国老龄协会发布的数据,2021 年,我国认知症患者约 1 507 万,预计到 2030 年,我国认知症患者将达到 2 220 万,认知症照护已成为老年照护服务的巨大挑战。

2018 年以来,上海率先将"改建 1 000 张失智老人照护床位"列入市政府实事项目,在各街镇小区建设认知症老年友好社区,在机构和社区开设以"记忆家园"命名的居家式照护单元,并对以家庭照护者和志愿者为主要对象的非正式照护队伍进行一系列专业培训和案例交流。五年多来，基于"国际视野、中国实践"，全社会和行业对老年人认知障碍的认识有了显著提高。投入认知症照护的一线医护人员、照护人员、管理人员、社会专业组织和家庭照护者，从理念、环境打造、照护实践、产品模型、成本分析等方面初步探索出一条本土化机构、社区、居家认知症照护的新路，涌现出上海市第三社会福利院、上海泰康之家养老社区、上海银康养老集团、上海尽美长者服务中心、福寿康(上海)医疗养老服务公司和上海剪爱公益发展中心等一批走在前列的品牌机构和社会组织。五年多来我们学习国际经验，以多学科整合照护为组织架构，应用蒙台梭利照护法、认可疗法、音乐疗法、怀旧疗法、园艺疗法、运动疗法、芳香疗法、玩偶疗法和益智活动等多种非药物干预手段，在机构、社区和家庭对轻、中、重度认知症长者进行个案和小组干预，在维持、改善或部分恢复认知症长者的认知功能上取得了很大的成绩。在逐步提升照护服务过程中，也应看到，我们在不断本土化的深入实践中，存在环境装饰上"层层加码"、技术手段上为场景而呈现的倾向。我们需要观照人文本源意义上的照护认识和创新，从而在构建和管理照护者与被照护者关系中保有初心与热情、平等与尊重、舒适与尊严，助力认知症照护技术应用过程的价值感、快乐感和专业感，助力效能和质量的提升，助力认知症照护专业机构和人才队伍发展壮大。本书作者安妮·巴斯廷博士为我们提供了有价值的实验样本,打开了更广阔的思路。

安妮·巴斯廷博士领导的工作小组为了减轻长者们的孤独感,开发了一种全新的方式,将戏剧表演中的即兴创作与行之有效的心理疗法相结合,利用认知症长者的创造力和想象力把他们带入戏剧表演、讲故事、合唱、与外界沟通等场景中,将他们同周围的人群及外面的世界联结起来,她称之为创意照护关怀。

本书结构新颖,作者以心理和艺术专业工作者的多重视角,细致入微地思考、观察和体验认知症及高龄长者情感感知能力,将创意照护关怀的概念、理论在观察叙述中娓娓道来;作者还分别将四个项目在机构、社区、居家和非正式照护组织中植入的过程以场景形式呈现,讲解创意照护关怀的灵感触发、组织过程和工具方法所达成的效果,说明项目可复制的人文价值、社会经济价值;作者还强调认知症和高龄长者照护的革命性倾向离不开创意活动中照护者和被照护者彼此情感关系的紧密联结以及这种联结带来彼此潜能双向激发的必然性。这种艺术活动中启发互动、激发与被激发出的想象力和创意活动给日复一日沉闷的看护生活和疲乏、压力深重的照护工作带来了成功的欣喜和价值的力量。虽然安妮·巴斯廷博士这四个项目的创意成果来自与我们文化背景不同的美国,但非常适合本土化的参照借鉴和发挥更进一步的中国创意,以使我们面对未来庞大的认知症和高龄群体的干预与照护路程无所畏惧。

非常感谢上海市养老服务行业协会认知症专业委员会副主任单位——上海银康养老集团、译者朱晓波先生、上海复旦大学出版社倾情出版这本认知症创意照护关怀书籍。本书注重实践指导和实际操作,是目前国内外不可多得的关于认知症照护的精品工具书。本书中深厚的人文关怀底蕴、成功实践案例和场景的推展,以及成熟项目组织的应用工具和手段,相信对于正在步入老龄阶段的 50 后、60 后群体能够带来必要的知识储备,也能够使从事养老照护关怀工作的管理人员、医护人员、社工和护理员,认知症和高龄长者的家属及好友,专业社会公益组织和志愿者,从事艺术疗愈的心理学家,老年医学、护理学、人文社会学科、艺术学科等专业的教师和学生开卷有益,启迪创意。

长寿社会带来的认知症和高龄群体照护的巨大挑战,一定会为全社会各行各业富于爱心、勇于创新实践的组织和个人带来发展机遇。

徐名华

上海市养老服务行业协会会长

2023 年 6 月于上海

序　2

　　以往提供长者被动式活动,本书针对长者提出了崭新的创意关怀的理念和方法,是艺术专业的从业人员、学生和教师,以及普通社会人群的必备参考工具书,也是照顾长者的宝典书籍。本书作者安妮·巴斯廷博士有着文学和戏剧艺术专业的教育背景,她引入戏剧、即兴创作、舞蹈、歌唱等,并邀请艺术工作者以及教师和学生帮助策划、培训、排练和演出。这样的做法可以激发长者的想象能力和表现欲望,使其与外界和社会相联结,体认作为社会和群体之一员的感觉,在本质上提升生命的品质,建立自信及去除孤独感,增添好奇和震惊的色彩。

　　作者安妮·巴斯廷博士是一位美国艺术家、学者和教育家,研究如何将艺术注入高龄长者的护理过程中,有20多年的经验,对认知症和认知障碍患者多有研究,获奖无数及取得多项重大资助。她是多本专业书籍的作者/编辑,包括:

The Stages of Age Forget Memory, The Penelope Project。目前担任美国威斯康星州密尔沃基大学教授,也是该校老龄化和社区中心的创办总监。她还是非营利组织"时光流转"的创始人兼总裁,建立了由艺术家和护理人员组成的网络组织,该组织通过创意关怀为高龄长者的晚年生活带来新的意义和欢乐,在美国48个州和世界20个国家、地区拥有900多名获得认证的长者活动辅导人员。

本书颠覆了传统的想法,是创新、创意及适合长者活动的方法及理念,为长者社区带来新的革命,是未来政府和长者服务机构的指南。

本书内容生活化,阅读起来不会沉闷,书中有许多有趣的故事,结合治疗的理论,令读者乐在其中。以作者安妮·巴斯廷博士的丰富经验及人脉资源,本书一定会成为畅销书,相信中文版的出版,一定会为华人地区长者照护人员、社区从业人员以及长者家人带来极大的希望与鼓励。

梁文龙

IAEAA 国际表达性艺术分析学会专业员
创意艺术治疗师实操手册作者及督导
澳门城市大学教授
应用分析心理学博士
2023 年 1 月 24 日

译者的话

近年来,面向高龄人群生活和健康的照护品质不断得到提升,其中人文关怀也逐渐成为老年康养研究人员、康养社区和照护机构的管理者,以及从事照护关怀的一线人员重要的研究和工作内容之一。越来越多的社区和机构设立了专门的管理部门和专职人员为高龄长者提供身体锻炼、娱乐游戏、音乐绘画等多种形式的活动,其中有些活动形式被引入居家养老的家庭之中。在此过程中,人们也一直在探询这样的问题:人文关怀应该如何开展才能在高龄人群中产生有益的作用,尤其是在认知症长者身上产生作用? 这本《创意关怀——认知症和高龄照护的革命性趋向》为我们提供了很好的示范及解答。

本书作者安妮·巴斯廷博士集其数十年理论研究和实践经验的成果,提出了为高龄人群和认知症长者提供人文关怀的一个重要理念——创意关怀。创意是人类所特有的能力,这种能力贯穿人的一生,只要生命存在,人就会有创意。高龄人群也是如此,包括认知症长者。只是他们的创意形式和内容与其他人有所不同,而人们往往不能发现或忽视这种创意。如果我们运用有效的方法和手段激发长者的创意表达,予以确认并记录下来,再用一定的艺术形式加以再现和反馈,就形成创意关怀。它是照护关怀的施予者同受益者之间的双向互动,而不是长者被动地参与与接受。所以作者将照护者同被照护者称为照护伙伴,他们之间的关系是一种伙伴关系。通过创意关怀,可以使长者产生参与感和自我认同,从而体会到生活的快乐和晚年生命的意义,使他们的心理和情绪处于积极、健康的状态。即使是认知症长者,也许会失去部分甚至全部记忆,又或者表达能力会受到限制,但他们对外界作出的任何反应,仍然体现了不同程度的创意能力。对这种创意的把握和认同,同样会影响长者的内心世界。

创意关怀的另一个作用,是可以建立起长者内心同外部世界的联结。高龄长者,尤其是认知症长者,往往存在较强的孤独感,自觉或不自觉地将自己与外界隔绝,而这恰恰是影响长者心理健康乃至身体健康的关键因素。尽管有些长者同家人生活在一起,或者在照护社区同其他长者以及照护人员生活在一起,但由于他们的内心世界不被旁人所知晓,也同样会产生孤独的感觉。至于那些独居在家的长者,这种情况会更加严重。通过创意关怀，长者们的表达被外部世界确认和接受，他们的内心同外界联结起来，就可以消除或者减少孤独感。

本书第一部分阐述发现创意关怀这个革命性方法缓慢而漫长的过程，同时介绍认知症护理的现状。通过作者对个人经历的生动描述，我们可以了解她是如何发现创意关怀的方法及其作用的。同时，作者描述了自己从一出校门即投入与高龄长者相关工作近30年的不断探索和实践，其本身的心路历程对我们也是一种启发。

本书第二部分解释了创意和关怀的概念，以及两者结合如何发掘出新的可能性。接着，作者介绍了五种创意关怀的方法及其应用。这些方法的要旨，是"从单纯地指导长者活动转变为引导长者表达自己，在他们想象力和表达内容的基础上做文章"。每一种方法都是通过对实际发生的实例做详细而生动的描述来展示的，再加上深入的解释和说明，使读者既能理解其含义，又容易在实际操作中模仿。每一章末尾，还附有为居家养老的长者提供创意关怀的提示。

如何在不同形式的康养社区、照护机构开展创意关怀，如何为居家高龄长者和认知症长者提供创意关怀，如何将创意关怀推广到社会的其他领域，这些是本书第三部分所阐述的内容。作者同样是用实例向读者展示了不同的创意关怀活动,其中有面对面的形式,也有在康养社区举办的集体活动,有面向独居长者的,也有针对社会问题(行路安全)的。有一个章节描述了如何将年轻一代的艺术专业学生带到康养社区,建立同长者之间的代际关系。本书最后一章阐述了在数个康养社区联合举办大型创意关怀活动的筹划和完成的全过程。所有这些,为我们创造新的活动形式提供了启发。

在此,我想同读者分享我翻译本书的缘起及一些感想。我在美国从事长者照护社区管理工作的过程中,与许多同行一样一直在设法寻找和学习关于高龄长者,尤其是认知症长者人文关怀方面的先进理论和先进经验。2020 年下半年,我在网上搜索资料时发现了刚刚出版的《创意关怀》(*Creative Care*)这本新书。阅读之后,便萌生了将它介绍给国内读者的想法,因为这本书具有如下特点:

超前的人文关怀理念。 之前我所了解的对高龄长者的人文关怀,往往停留在带领长者活动、让他们观看和聆听表演这类形式。有时我们也会采用一些让长者表达自己的形式,但会给出特定的题目和要求,寻求的是正确的答案。而本书打破了这种局限,它倡导的是激励长者表达自己的创意,并通过对这种创意的确认、理解和反馈,使长者感受到生活的乐趣,体认到晚年生命的意义。同时在长者和外部世界之间建立起一种联结。即使是认知症长者,他们可能会做出一些不完整甚至不正确的回应，但那也应该被视为他们大脑产生的创意，我们同样要予以确认、理解并予以反馈，以消除他们内心的孤独感。本书作者通过详细的概念介绍和大量的实际事例描述充分说明了创意关怀的理念。

专业艺术手段的应用。 本书作者安妮·巴斯廷博士有着文学和戏剧艺术专业的教育背景，她把专业的艺术形式引入创意关怀中，比如戏剧、即兴创作、舞蹈、歌唱等，并邀请艺术工作者以及教师和学生帮助策划、培训、排练和演出，这是本书的一大亮点。这样的做法使得创意关怀具有更多的艺术含量，可以提高高龄长者的热情，同时也可以吸引全社会的关注，鼓励长者家属和社会上的热心人士积极参与。

从另一个角度来看，创意关怀也为艺术工作者和艺术专业的教师及学生提供了发挥专长的舞台。书中描写了许多这方面的实例，相信对读者是一种有益的启示。

着眼于照护伙伴关系的发展。 照护关怀高龄长者和认知症长者需要照护人员长期和大量的投入，造成他们身体上、精神上和心理上的巨大压力。本书作者告诉我们，如果把照护者和被照护者比喻成两只瓶子，人的精力和心力就犹如瓶子中的水。我们不能让照护者把自己瓶子里的水全部倒入长者的瓶子中而最终使自己成为一只空瓶子。创意关怀可以使长者趋于快乐稳定的情绪和积极的心理状态，从而减少照护的需求;这种变化对于照护伙伴的另一方,即照护者来说也是一种宽慰和激励。同时,照护者直接参与各种创意活动本身,对他们也是放松压力、养成积极心态的机会。

创意关怀适用于各种类型的康养社区和照护机构,也适用于居家养老的家庭。 书中讲述的各个故事发生在不同的场所和不同的环境,对于每一个为长者工作的人,无论是社区和机构的管理者,或是普通照护人员,也无论是长者的家属,或是社会上的志愿者,都有值得学习的地方。书中的许多实例可以直接或适当修正后模仿操作,也可以作为人文关怀活动的参考。为了使读者容易理解、便于操作,在翻译时尽量采用口语化的文句。

面向社会、面向未来。 本书除了关注眼下的长者照护关怀外,还提出了使这种照护关怀引起社会各方面、各阶层的重视,将它传递到年轻一代身上的设想和做法。我想这也是我们所应该思考的。

在翻译本书的过程中,我得到了原作者及哈珀柯林斯出版社的支持,这使我的翻译工作得以顺利进行。

我多年的朋友汪晓鸣女士和上海银康养老集团(简称银康)给予了我很大的帮助。银康是上海第一家推出认知症专业照护的机构,他们在人文关怀方面的经验对我的翻译工作有很好的指导意义。而且,我本人当初也是在银康的事业发展中进入长者照护这一行列的。

上海复旦大学出版社贺琦女士为中文版的出版提供了全面、高效的支持。在此一并表示感谢。

朱晓波

2022 年冬月

目　录

第三部分　用创意改变照护关怀

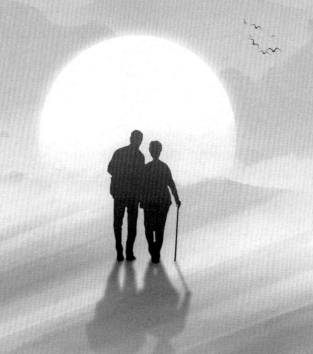

第一部分

发现创意关怀

第一章

露丝使我懂得了这样一种快乐

2019 年 3 月的一个星期六是位于肯塔基州的"摩根镇护理与康复中心"对公众开放的日子。当我在明媚的阳光下走进该康复中心的大门时,受到人们亲切的问候和致意,大家的高涨情绪令人难以置信,与往常在长者照护中心[1]所见到的沉闷情形有着天壤之别。其实这是很好理解的,因为今天下午 2 点我们团队创作的戏剧就要在这里上演了。经过一年多时间的精心准备和最近两个星期的密集排练,生活在这里的长者和员工们将与当地一些专业演员和大批志愿者一起,表演一出经过重新编排的《小飞侠彼得·潘》。也许很多读者都已经熟悉这个故事,但是在我们的戏剧里,温迪已经不再是一个小姑娘,她早已长大,经历了数十年的人生,和世上所有的人一样尝遍了生活的酸甜苦辣,目前她已经进入生命的最后阶段,进入临终关怀的照护。而观众们也不像日常观看演出时那样用掌声表示对仙子们的喜欢,而是握紧长者们伸出的手,互相传递彼此之间对生命的信念。演出中会有歌唱和舞蹈,会出现一个巨大的鳄鱼造型和许许多多美丽的仙子,当然还有彼得·潘和小伙伴们在空中飞翔的情节。所有住在这个长者照护中心的长者,包括那些已经长期不能离开房间的失能长者,都会用各自的方式向众多的来访者表示热烈的欢迎,呈现这个大家庭崭新的欢乐气氛。外来的观众们将沉浸在美丽而有意义的生活景象之中,而不是以往所想象的那种难以克服的衰老和挫败之中。

露丝是生活在摩根镇护理与康复中心的众多长者之一。今天,她的银色短发梳理得整整齐齐,显得格外精神。我不知道露丝的确切年龄,但如果让我猜,我会说她快80岁了。之前她参加了每一场排练,在今天演出的最后一幕,她会坐着轮椅与其他十多位长者一起,伴随着著名歌唱家弗兰克·西纳特拉的那首《带我飞向月球》的歌曲欣然起舞。

雪莉女士是这个社区负责长者身体锻炼和娱乐活动的主管,她担任这个职务已经有40个年头了,也为这次排练付出了大量心血,并兼任今天演出的舞台总监。演出时间快到了,随着雪莉的一声"各就各位",照护伙伴们将坐着轮椅的露丝和其他长者推到大门外的平台上,他们先在那里观看戏剧演出之前的音乐表演。室外的微风带来些许凉意,但舞蹈队的长者们坚持要在外面迎接观众,同时他们也可以在那里欣赏现场音乐演奏。我扫视了一下长者们的脸,只见每个人都睁大着眼睛流露出好奇的神情。露丝也睁大着明亮的双眼，但含着泪珠。她拧着嘴巴，竭力控制着自己的表情，看上去是含着泪在微笑。我连忙走过去，蹲在她的轮椅前，握住她的双手。

"露丝，你还好吗？"我轻声问道。

她连忙点点头。

"那些是开心的泪水吗？"我问。

"哦，是的，是的，"她笑了，"是开心的泪水。"

"开心的泪水"，没有更好的词语比这更能表达一个人在经受严峻挑战时喜悦的感觉了，就像我们现在正在做的，创造并体验一种酸楚的美丽。一个人在生命的一定阶段，就会面临这种挑战。比如当你需要面对认知症，或者身体的某个方面发生巨大变化时；又比如当你深切思念一位曾经深爱过却先你而去的人，或是思念一位离得太远或因太忙而无法前来看望你的人的时候。我从事眼下这项专门为步入生命后期的长者送上艺术体验的工作，已经有 25 个年头了。每次我对旁人说起这样一种观念，即人在经历人生重大挑战时依然可以感受到快乐，几乎没有人会相信我。事实上，即使在人生最艰难的阶段也可以寻找到快乐和意义。而这样的快乐和意义等到你亲身感受时才会深有感触，才会相信它的存在。对我来说，投身于为高龄长者发掘生活的意义，与长者们共同创造能产生持久印象的艺术作品的工作，这项事业的魅力简直难以言表。我相信当初在我们启动《小飞侠彼得·潘》项目时，摩根镇护理与康复中心的员工们并不一定相信这种魅力，这里的长者和他们的家属也是如此。但是等到演出结束以后，他们的想法会发生变化，因为他们亲身体验到了分享创意体验的魅力，并对此深信不疑。

其实，我也并非从参加工作初始就有这个想法的，当时我还不知道有那样一种值得我深深相信的理念存在。今天在摩根镇护理与康复中心和其他一些社区排演《小飞侠彼得·潘》，对我来说是在自我发现的漫长旅程中逐渐积累经验的结果，而不是一蹴而就的。许多年来，我一直都在持续不断地学习，尤其是眼下，当时光的流转正在改变我自身的处境、给我的家庭带来变化的时候，我更努力地进行着探索。

我将在本书中讲述一些我亲身经历过的故事，其中包括我对戏剧表演及创意学习的理解，以及如何试着把这种理解应用到失能长者和失忆长者的生活中，还包括如何将生活的欢乐及与外界的联结带给那些原本以为已经永远失去了这些东西的长者，另外还有关于我、长者和照护伙伴们相互交往的故事。希望分享这些故事能带给读者一个相似的旅程，并在这个旅程中发掘一种信念，那就是，在大多数人认为会被痛苦和衰弱压垮的时刻，依然存在着美丽、成长、学习和快乐。希望通过本书，你可以随着我走过的路，改变与认知症长者的相处关系，改变与备受各种老龄挑战的长者的相处关系。

写这本书的时候,我内心有一种强烈的紧迫感。因为在现今的社会生活中,几乎每个人的周围都至少会有那么一位长者,他(她)正在经历某种随着年龄增长而带来的身体和认知上的变化。有时这种变化是轻微的,仅给人们带来一些小小的麻烦,抑或仅是一个晚餐时可以引起善意笑声的话题。然而在更多的情形下,这些变化是在快速地发展,严重影响着人们生活的方方面面。

或许这位长者是你的一位邻居,他在自家门前看到你走过,会眯起眼睛盯着你,试图记起你的名字,但却怎么也想不起来,你还来不及打招呼,他却急忙转身躲进家里并关上房门;又或许这位长者就是与你共同生活了多年的妻子,近来似乎有一种陌生的担忧,与你目光相遇时会产生一丝游离和距离;又或许就是你的父亲,那个从小就在你心里存在着的威严、自信的形象,现在却变得言行迟疑和一反常态的胆小。

我们在公共健康方面的努力,成功地在全球范围内提高了人类的预期寿命,社会上长者人群的数量也大大增加了,而其中有相当部分的长者会产生各种各样的认知问题。社会进入了这样一个新时代,我们需要调整面对长者晚年生活的心态和行为,调整面对随高龄而来的身体和情绪变化的心态和行为。作为一个儿子或者女儿,作为一个丈夫或者妻子,作为一个邻居或者朋友,我们应该如何照护和关怀处于这种状态下的长者呢？作为一个社区、一种文化，以至作为人类整体，我们应该如何与这样的长者相处呢？

寻求对这些问题的答案是我生命的一段旅程，它不仅漫长而且进程缓慢，经过千万次追寻之后我才从根本上理解"创意关怀"的理念。当我作为一个学者和艺术工作者刚刚步入社会的时候，我抵制名望和物质利益的诱惑，毅然转向专注于高龄人群和认知症人群，试图进入这个陌生的领域。我幸运地碰上了合适的时代，虽然那时我并不太了解什么是婴儿潮[2]，也没有意识到社会已经开始在撼动传统的老龄观念这个刻板印象的牢笼。在我开始准备学位论文的时候，社会上研究老龄问题的学术圈子才刚刚开始形成，对失能长者的研究只是初露萌芽。发展至今，这个学术圈子已经在全世界许多地方有了相关的研究机构和研究学科，老龄问题研究也成为了许多学校的必修课或选修科目。在这期间，创意性的长者关怀形成了一个特殊的领域，从旧金山到伦敦，都出现了以此为导向的非营利艺术团体。这些团体由一些著名的艺术家先驱所主导，而我非常幸运地能认识他们中的一些人并与其成了同事和朋友。

我进入这个领域时才 20 出头。起初，当我告诉别人我在用艺术为认知症长者工作时，几乎所有人都会情不自禁地皱起眉头向我发问："你为什么要选择做这个？"或者："你家里有人得了认知症吗？"这些并非三言两语可以解释清楚的，我通常只会简单地回答说："哦，没有。"可这并不是一个令人满意的答复，于是他们的眉头皱得更紧了，我似乎成了一个另类。他们会说，与认知症和高龄人群在一起会让人感到压抑的，没有人会真的想去做这种工作，何况你是一个浑身都散发着朝气和充满希望的 20 岁女孩子。

　　我没有理会他们的说法，继续着自己的努力。在此后的 20 多年中，我持续不断地就如下课题进行着思考和研究：艺术应该如何促进高龄长者的晚年生活积极向上、更具意义？如何重塑周围人们对高龄人群的看法？起初，我参考了许多艺术家在社区其他领域中的工作轨迹，比如针对刑事犯罪人员、无家可归的流浪人员、环境污染受害者、失去教育的人群，等等。本书的很多故事来自那段时期我做创意关怀实验的经历。从那时起我开始远离书本上的传统学术，转而与长者们一起创作艺术作品。这些长者既是我的合作者，也成为了我的朋友。他们毫不拘谨地伴随我做创意实践，并在这个过程中获得积极的成果；他们还敞开心扉地与我分享各自经受老龄考验的故事，诸如记忆衰退、体力减弱等，和我一起试图在生活中寻求某种美好的东西。

　　后来，在我步入 50 岁的时候，我的内心世界又一次被认知症所深深触动。那一刻的发生说来其实很简单，它就发生在我和母亲一起刷洗碗碟的时候。当时我在我父母位于北方的小木屋里，这里也是他们为我们兄妹几个从小立规矩的地方,在过去的 25 年里又轮到为我们的孩子先后立规矩。我的父母非常钟爱他们的小木屋,这里四周树木丛生,能听见蜂鸟飞来时的声音,能看到带有羽冠的啄木鸟。傍晚的时候可以坐在门前的平台上看着太阳缓缓地落到树林后面。顺着长满野草的小径在低垂的杨树枝叶下面可以走到河边。

那天我去父母家看望他们。我们晚餐的主食是烤德国香肠和汉堡。餐后,父亲在外面刷洗烤炉,我和母亲照例一起在厨房洗碗。我负责把洗干净的盘子和碗放到一个架子上,母亲再把它们一一擦干然后放进柜子。这种流水作业我们之前已经重复过无数次了,一年又一年,一个夏天又一个夏天,一个国庆日又一个国庆日,历来如此。

然而那一天,母亲忽然停下手,拿着一个盛色拉用的碗怔在那里。

"这个要放在哪里?"她一本正经地问我,语气之间没有丝毫犹疑和困惑,好像她本来就不知道答案似的。

母亲的问话猛然撞击在我的心头!过去 25 年我一直在研究认知症并和长者们工作在一起,虽然他们是别人的父母、朋友,别人的丈夫和妻子、兄弟和姐妹,但我和他们有着许许多多情感上的牵连。所以此刻我立即意识到母亲的提问意味着什么。她看着手中的碗,忽然觉得这个东西很陌生,于是试图在自己的脑子里找到厨房的地图,但却找不到放置这东西的正确位置。碗和地图,两者之间的联系丢失了。执行功能、概念性思考,这些术语在我脑海里闪现。这是一个信号。

我该如何回答母亲的问话呢?我曾经回答过别人无数个问题,回答人们在研讨会上的提问,回答在我的主题演讲后听众的提问,回答学校学生和机构下属在我讲课后的提问。但是现在,我该如何回答母亲呢?

"我想应该放在这里。"我指着一个柜子说,"下次你如果找不到这个碗可以问我,我会告诉你它放在什么地方。"

"哦,知道了。没事的,我会记得的。"

从前,我母亲和我外婆不是很合得来,她们之间相处模式有点像油与水的样子,然而她却继承了外婆的一个特征,那就是对记录家庭往事的痴迷。母亲一直想要后辈们知道前辈们的名字,了解他们的故事,记得他们的性格、才能、梦想,以及那些不幸的缺点。我有六本母亲多年来记录的家庭故事册。她先用打字机写下文字,然后精心编排,把许多相片剪贴在文字中间,最后复印成正式文本。后期制作的故事册中还穿插着一些用电脑扫描的图像。而每当我收到母亲的故事册后却只是粗略地翻看一下就将它搁置起来。

"你读过那些故事了吗?"母亲有一次问我。我说这些书是作为参考用的,需要的时候在里面找想要知道的东西就行了,所以不用一页一页地细读。她听了以后显得很不以为然。尽管如此,这也不能使她停止编写故事。有一年夏天,她竟然在附近大学的暑期写作班报了名,把她写的家庭故事作为申请入学的参考资料,而学校果然录取了她。她利用写作班的机会开始写一个她小时候写信给一位自己所敬仰的老师的故事。这位老师保留了这些信件,多年后在我母亲快成年时作为历史纪念品送还给了她。我母亲收到后居然边看边自言自语地问道:"这信里的我是谁呀?这是写给谁的信呀?"后来这些信就成了她写故事的题材。

对于母亲痴迷于家庭回忆的写作,我从来就不上心,甚至对她写下的故事不屑一顾。不过我发现她写作和编辑的热情倒是很迷人的,在 70 多岁的时候还同时使用传统的剪刀、胶水与新学习的电脑软件技术来完成她的杰作。

然而现在,在这个七月炎热的晚上,母亲却再一次停下来怔在厨房。这次她盯着手上一个盛通心粉的盘子,脸上的表情似乎表示从来没有见过这个东西,尽管我们曾经无数次洗过这个盘子。

"这个要放在哪里?"她脸色茫然地问我。

"我来看看那儿吧,我记得见过这样的盘子。"我指着另一个柜子说。

柜子里有一些相同的盘子,20 多年来一直放在那个固定的位置。我接过母亲手中的盘子,把它放到那一摞盘子的上面。在那一刻,我心情发生了转变。我心里涌过一阵对母亲的感激之情,我感激那剪刀,感激那胶水,感激那些故事,更感激把它们黏合在一起的浓浓爱意。我想我和弟妹们应该成为那些故事的守护者。

"哦,知道了。没事的,我会记得的。"母亲又说。

我意识到,以后我的生活要和母亲的生活交织在一起了。两个星期后,医生为母亲作出了判断功能障碍的诊断,说大脑的病变将会逐步改变她日常生活的每个环节。那天父亲和母亲一起向我讲述这个诊断结果时,母亲一个劲儿地在笑。

"我一直在想,"她边笑边说道,"他们对我做了三小时的检查,我那时就知道真的有什么问题了。"

"妈妈,你现在能笑,那很好。"我说,"许多人是会被这个吓坏的。"

她收住了笑,认真地对我说:"亲爱的,我是考虑好了我要笑的,而且要一直笑到最后。"

母亲的勇气鼓舞了我,我暗暗下决心,要用她的故事,以及我在过去 25 年中学习到的知识和积累的经验,来推动自己未来生活两个方面的努力。一个是父亲、母亲,还有我自己的老龄问题;另一个是我的那些年轻的学生,因为我知道当他们告诉别人自己从事老龄工作时,依然还会得到皱着眉头的回应。此外还有我的孩子们,他们正看着外公、外婆身上发生的变化;将来,他们还会看到父母的变化。

虽然认知症是人生中并不讨人喜欢的插曲,但它给了我一个用真挚的情感去工作和生活的机会。人活到一定年龄自然会呈现出衰弱的状态，化解这种衰弱是需要勇气和力量的，同时这个过程也可以带来快乐。而认知症，它最能验证我获取这种力量和快乐的能力。认知症把我和我的家庭推向生活意义的最深层次，生命的脆弱和人类独一无二的想象能力在这里交汇在了一起，使我们在同一时刻体验到令人心痛的哀伤和激动人心的美好。总而言之，认知症把我带向了创意关怀。

本书面向所有在认知症和高龄照护这一领域探索各种挑战的读者，无论你是在长者照护行业工作的一员，还是你所爱的家人陷入了高龄所带来的孤独、困惑和担忧。这是一个颇具困难的领域，需要一个人同时面对身体、情绪、财务上的问题却还要保持淡定。然而这个领域不光只有困难，我在书中分享创意关怀的理念和要素，可以增强我们前行的勇气，使我们拥有希望和信心，和长者之间搭起心灵的桥梁，并和他们一起找寻生活的意义和乐趣，因为我们不愿意让他们的内心遗忘这个世界，更不愿意他们被这个世界遗忘。创意关怀可以使我们把关注重点从长者的衰弱和失意上移开，转而投向他们仍然保持的能力方面。这样我们就可以在这能力之上有所建树，和长者一起创造新的生活。创造和分享富有意义的时光是我们的力量所在。艺术经过数百年的发展已经非常专业化了，我们要将与生俱来的想象力注入艺术形式之中。学习如何引导长者展开想象的翅膀，这不仅可以改变我们与长者之间的关系，而且可以改变我们对待高龄和晚年生活的观念，从而改变当下管理和支持长者晚年生活的体系。我在书中描述的创意关怀步骤以及收集的故事提示我们，我们所有人的内心都具有促成这些改变的力量。

我在书中讲述的并非那种结局经过精心安排的情节剧，而是我经历过的真实事件。故事中的长者害怕被遗忘，放不下曾经受过的伤痛，为失去心爱的亲人而悲痛，或为亲人所受的痛苦而哀伤。然而他们在经过引导之后逐渐敞开了心扉，在失落之后重新拥抱美好和欢乐。这种新的境界让许许多多的人流下开心的泪水。

第二章
启示和探索

我在这本书中所说的"创意关怀",是指采用富有想象力的艺术形式为认知症长者服务。如果你问我是从什么时候开始这段经历的,我得说我认识"创意"要比认识"关怀"早了许多年。我在很小的时候,就习惯于沉浸在多重宇宙式的想象之中。记得最初我把树皮、鲜苔和翠绿的嫩枝摆弄成仙境里的大地、绿草和树林,我用探索的双眼为我的仙境寻找各种物件。这些当然不是艺术品,我只是着迷于玩这种重塑世界的游戏,用我的小手实现我的想象。这种习惯后来延伸到了绘画,我开始热衷于用铅笔画画,不停地在纸上画各种线条,描出阴影,这种痴迷程度也许只有心理学家才能解释。我还会提着一个我称之为公文箱的打字机盒,里面装满了从各处寻找到的废旧宝贝玩意儿,并以此为乐。这也许真的需要做心理分析了。渐渐地,我的艺术习惯发展到词汇方面。我父亲平时讲话喜欢使用大量不同的词汇,而我就像鹦鹉学舌一样重复着这些词汇，并用它们来想象我的多重宇宙。记得在六年级的时候，我开始陶醉于为我的想象世界创造各种特征的人物，我为他们起名字，设定每个人的性格，规定衣服的式样，还有每个人讲话和看待世界的方式。这在我看来像是奇迹一般，其实也许并非如此，其他人也会有这样的能力吧？

到了中学时期，事情更变得一发而不可收拾。因为我单调而近乎荒唐的爱好，三年之中只有一个朋友愿意和我来往。这情形给我的这位朋友造成了很大压力，所以渐渐地我就不太去找她了，而宁愿一个人独处。后来想想我母亲真的很伟大！当我自己的孩子长大后，我才意识到母亲当年心里其实有多难受。但她看着我的处境，并没有简单地劝我"打起精神来"，或是安慰我"这会过去的"，因为对一个中学生来说，这些并不能解决问题，而稍微带有一点情绪的话语就会如同一场海啸，让我无法接受并在心理上受到冲击。于是母亲让我在课余参加了当地一个画家举办的艺术培训班。在那个培训班上课的都是些中年家庭主妇、退休人员，以及一些不同专业背景的成年人，他们伸开双臂欢迎我这个沉默寡言的13岁女孩。我们每天在一起画着各种风景画、静物和人物肖像，在那一两个小时的时间里，大家都沉浸在各自用碳笔、墨水和油墨勾画出来的世界里，忘却了画室外的一切。

到了高中阶段，我过去的一些朋友在学校重新向我伸出橄榄枝,起初我还以为她们是来和我吵架的呢。但不管怎样,那时的我已经没有办法改变了,我习惯了和那些成年人在一起,跟我的同学们聊天反倒使我感到有些为难。色彩成了我与世界相处的媒介,我已立身于此,直至现在。

说不出话的外婆给我的启示

当我向别人讲起我为认知症长者工作时,总会被问道,"你和你外婆很亲近吗?"或者被问,"你家里有人得了认知症吗?"他们这样发问自然有其理由,但是我的情形并非全都如此,或者至少在一开始不是这样的。我先前说过,我的事业经历很长,进展得也很缓慢。但说到我的外婆,我的确与她的关系很好,尽管她是成年人,但我反而觉得比和我的同龄人更谈得来。因为外婆住得离我们比较远,我每年只能和她见两三次面。外婆的个性很强,和我却亲密无间。大学毕业后有一次我独自去看望她,那次我和外婆之间所发生的事情第一次在我的脑海里引发了"创意"和"关怀"这两个概念之间的碰撞,并产生了新的火花。

那已经是 30 年前的事了,当时我完全没有料到它会成为我以后数十年如一日的事业的起点,这事业就是投身于长期护理体系变革这一世界性运动。那个时候,我对许多事情还不了解,我不明白什么是婴儿潮,也不了解人口比例的变化给世界各个国家带来的青年与高龄人群之间新的相处关系。我不理解一个家庭为筹划对高龄亲人的照护所承受的压力，也不懂得替正在失去记忆能力的长者承担记忆功能会是多么重的负担。那时我压根没想到自己会喜欢上关怀长者的工作，虽然我知道这项工作很艰巨，我会遇到无数的困难。

现在说回到那次我去看望外婆的故事。我驱车三个半小时来到威斯康星州北部我外婆的新住所。那是一座长者照护中心，是住在里面的每个高龄长者将度过余生的地方。一栋砖砌的房子坐落在城市郊外的一片绿草地中间，面向着农田和树林。当你走近时，会感觉到这所建筑在竭力向你展示着欢迎的姿态，但同时也会感到一丝惶恐不安。

之前不久，我生性好强的外婆不得已才搬迁到了这里。起先还住在自己家里的时候，外婆得了一次卒中（中风）。为了让她有人照顾，我的几个舅舅经过商议找到了一对夫妇合租在她的房子里。但外婆经常在寒冷的夜晚摸黑起来关掉整栋房子的暖气，使得这对夫妇不堪其扰，搬到另外的出租房。而舅舅们也找不到合适的人和外婆合住，所以只能安排她住进了这家照护中心。

外婆年轻时曾经有过令人咋舌的冒险经历。她出生在美国最北部的蒙大拿州，家里有七个兄弟姐妹。18 岁时她买了一张单程火车票独自一人来到千里之外的芝加哥，在一家大型医院做了夜班护士。后来她嫁给了一个出身乡村医生家庭的乡村医生来到威斯康星州，养育了四个孩子，再后来就有了12个孙辈孩子。然而再坚强的意志力也无法阻挡卒中带来的后遗症，78岁时，外婆失去了看书、写字和说话的能力。

在那次去看望外婆之前的几年中，我和她见面的机会比较多，也和她特别亲近。有时看着外婆年轻时的照片，只见她身材姣好，戴着一顶宽边的大帽子，站在一个牧场前，我真希望自己也能像她那样。我时常在周末去看她，用完午餐后，我们就一起看电视里的新闻或看那些老电影；我们谈论外面新近发生的事情，交流锻炼身体的点子。和她结盟一起把我母亲弄得头晕脑胀，也是很有趣的活动之一。我母亲是外婆四个孩子中唯一的女儿，她有时会和外婆起一些争执，虽然并不多见。在我眼里，外婆是一个意志坚强、思维敏捷、敢于冒险的女强人。她还有一个特点，就是对穿着有固定的风格并且愿意发表自己的意见，于是我用教堂的义卖活动中买来的衣服和外婆衣橱里的衣服为自己塑造出一种古怪的打扮。外婆没有那种过度热情和温柔的长辈风格，也不是一直都有好脾气。有一次她在家里的牧场教我骑马，到现在回想起那次经历仍然能够让我感觉到身上的剧痛。她把我扶到马鞍上坐好，正当我等着她教我该怎样让马跑起来的时候，她突然在马的屁股上踢了一脚，那马忽地跳了起来，一下子把我甩倒在地上。我记得我就像一堆肥料那样很丢人地趴在那里，虽然没有人告诉过我那时的真正模样。"好啦，你再坐上去就会骑了。"她果然是对的，我确实学会了骑马。我还喜欢外婆的幽默和强大的内心力量，这些我到现在都没有学会。我希望能成为外婆那样的人。那时我每次去看她，都会和她聊得很开心。我大学毕业时，她在当地的珠宝商店为我买了一枚珍珠胸针。

"外婆，这真漂亮！可是我不习惯戴胸针的。"

"那你喜欢什么？"她略显恼怒地问我。

我告诉她我喜欢她在 1920 年骑马横跨内华荷印第安领地时得到的那个绿松石手镯。

"那个对你来说太贵重了。"外婆带着嘲笑的口吻对我说。

然而在那个周末结束驾车离开时，我能感觉到手腕上的那只手镯的分量，镶嵌在银圈上的绿松石尤其漂亮，就像神奇女侠所戴的手镯那样。

现在讲回到那天去外婆居住的照护中心的故事。我走在通往外婆房间的空无一人的过道上，听到几声轻微、尖细而又模糊不清的叫喊声："帮帮我呀！"这声音回响在空荡荡的走廊里，有节奏地重复着，引起我一阵心慌。

脚步声，脚步声。"帮帮我呀！"脚步声，脚步声。"帮帮我呀！"……

外婆在她的房间里，一见到我，她那双在厚厚的眼镜片后面本来就睁得大大的眼睛瞪得更大了。外婆见到我非常高兴。她知道我要来吗？她吃力地挪向放在门边的轮椅，我赶紧扶她坐好，然后顺着她用弯曲着的手指示意的方向，把她推到走廊尽头的公共起居室，那里有温暖的阳光照射进来。我们坐在那里，外婆无声地向我"讲"起一个故事，这故事为我之后 30 年的生活指明了方向。

那个时候外婆已经失去了说话的能力，但她有三个与别人沟通的方法。一个是从嘴里发出一种单一的"咝咝"声音，她可以把声音的音调变得听上去是在否定你的意见（"你这傻瓜"），或是在哄劝你（"哦，来吧，你可以做到的，你快要成功了"）。第二个方法是用她的食指表达出很多不同的意思。她的手指因为关节炎不能伸直而变得弯曲，又因为麻痹一直在抖动，伸出去的手指就好像同时指着两个不同的方向。她就用这样的手指向人指指点点地表明她的想法，尽管很多时候会令人无法理解，很难把握她的确切意思。比如她使劲晃动这个手指，就表示很懊丧。另外一个方法就是用她那对浅蓝色的眼睛作出不同的表达：眨眨眼睛表示强调；睁大眼睛意思是"对的，对的"；慢慢闭上眼睛，哦，你知道的，就表示难过。

在那间温暖舒适的起居室里，外婆睁大眼睛用手指着窗外。我知道她是在对我说话。

"是要说说外面的事情?"我边猜想着外婆的想法,边问她。

她晃动着手指,嘴里发出"咝咝"的声音,意思是"不对"。

"是说这里的一个人?"

不是。

"外面的一个人?"

是的。

"一个亲戚?"

是的。

经过半个多小时几百个来回的问答,我终于弄懂了外婆的意思。她要我开车到她原先居住的家里,在写字桌的抽屉里找一个信封,那是我母亲的一个表妹寄来的,她是一位临床心理学家。外婆要我按照信封上的寄信人地址和她取得联系,因为她要我将来也成为一个心理学家。艺术已经学得够多了,应该要学一些可以帮助别人的事情。外婆的嘴里发出"咝咝"的声音,抖动的手指朝我指指画画,两只眼睛盯着我不停地眨着,这表明她是在责备我,一定要我去找那位我素不相识的亲戚,其目的是试图改变我的职业计划。就这样外婆用她的三种办法让我明白了她的心思。这个过程真是耗费心力。如释重负的外婆表现出她很了解我的样子,有些方面甚至比我还要了解自己。我理解她对我的关心,虽然这关心带着些专横的味道。

但是我却知道一些她所不知道的事。外婆不知道她的房子已经被她无奈而懊恼的儿子们打扫干净准备出售，用以支付照护中心的费用。那里已经没有什么书桌，也没有那个信封了。

帮帮我呀，我心想。

我握着外婆的手，看着她的眼睛，对她说我会向妈妈问这件事的。后来当我把外婆推送回房间时，她没有再用手指为我指方向。

那天我在外婆那里逗留的时间不太长，却让我意识到一些深刻的道理，这些道理指导着我从那时开始和成百上千位高龄长者的每一次交谈。

● 每一位长者的内心都有着自己的故事。

● 每一位长者都有表达这些故事的方法。

● 每一位长者也都存在着这样或那样的妨碍表达的屏障。

● 我们的工作就是要设法让这些故事被表达出来，还要设法听懂这些故事。

* * * * * *

自从那天明白外婆的心思开始，在之后为高龄长者工作的许多年中，我一直把自己定位为长者内心故事表达的推手。我在实践中明白了曾经从一位著名的人类学家那里学到的一句很有道理的话：故事是在诉说者和倾听者之间的关系中形成的。我从内心深处体会到：伤感和失落，与表达、学习以及自身发展是同时共存的。"帮帮我吧！"这个声音时时刻刻在提醒着我，尽管我没有再遇见其他长者像我外婆那样发出请求的呼喊。我总是在想，长者们的内心有着怎样的故事呢？有没有人可以帮助他们解锁，把那些故事表达出来呢？

那天我驾车离开了外婆的照护中心，却没想到这是我和她的最后一次见面。我后来没有成为心理学家，而是拿到了戏剧专业的博士学位，之后又转而成为高龄行为的研究专家。

现在回过头想想，其实归根结底选择两个专业中的哪一个并没有太大区别，因为我从那时起的大部分工作是创造各种工具和表现形式，使人们通过想象和创意艺术，形成相互间的深刻联系，并形成与当前及未来周围世界之间的深刻联系。我研究戏剧的目的是探索如何引导人们表达自己的故事，再把这种表达放大并与外界分享，以此增加他们的故事的价值。这些研究并不一定需要一个临床心理学家或一个具有博士头衔的人来做。这就是我后来称之为创意关怀的形式。这是诉说者和倾听者之间相互关系的培养和生成过程，这个过程帮助人们打破和长者之间的沟通屏障，即打破那种由于害怕、内疚、沮丧等所形成的藩篱，帮助长者增强对自身创意能力的信心，从而推动和体验相互之间有意义的沟通和内心世界的联系。这个过程可以使我们感受到人与人之间相互关怀这一人文艺术的魅力。

本章节是本书的第一部分，在这一部分我要向读者分享发现创意关怀这个革命性方法的漫长的过程，同时也向读者介绍目前认知症护理的现状。也许有人在这方面已经走在了前头，而我则是通过长期的经验积累才总结出创意关怀的多种方法。我写外婆的故事，写我在艺术实践和学术上的独特历程，写我后来在一家照护中心的所见所闻。那是在几年之后，我遇到的几位长者，他们生活在令人窒息的环境中，处于药物、隔绝以及刺耳的警铃声的重压之下。然而正是在那里我惊喜地发现，如果我们运用简单的想象力做引导，就可以消除这种重压感，接触到长者的内心世界。

在本书的第二部分，我会着重介绍创意关怀的各种元素，以及这些元素是如何改变我们与长者之间的关系的。在此你也会了解到我们自身应该如何参与这项重要的工作。照护高龄长者，尤其是照护认知症长者，是一项艰苦的工作，需要体力上和情绪上巨大和刻苦的努力。我不仅会介绍创意关怀的概念，还会讲述多年来我在现实生活中的实践故事。我会尽量说明每个步骤的程序，以方便读者参照实践，即使在长者的能力和精力处于比较低落的状况下也可以试着去做。虽然我介绍创意关怀的各种元素是从我为认知症长者工作的经历中总结出来的,其实它也指导和推进我在教课、工作甚至培养孩子时处理好各种关系。创意关怀的方法可以改善我们生活中对各种关系的处理。

在本书的第三部分,我探索了这样一种可能性,即创意关怀不仅可以改变我们与长者之间的关系,还可以改变我们的照护体系。我讲述了一些大胆的、颇具创意的项目,这些做法超越了通常意义上长者"活动"的范围,突破了普遍不高的对晚年时期学习新事物的期望值。第一个是"珀涅罗珀[3]项目",这个项目召集了专业戏剧公司、大学戏剧专业的学生、整个照护中心的长者以及家属和员工,一起重新编排了古希腊荷马史诗《奥德赛》中的部分情节,在长者照护社区上演了一出"原创"戏剧。"珀涅罗珀项目"触动了我的好奇心:我们还有没有其他类似的方法引导长者去寻求更多的生活意义呢? 后来我们又进行了"密尔沃基群岛[4]项目",这个项目是针对在家独居的长者设计的。我在这个项目中做的一个特别的"艺术性访问",说明应该如何适应时间失调的问题。这成了一个很有说服力的例证,简单来说就是让生活减缓速度。在那些访问中,如果我没有减缓节奏、设法使时间过得慢一些的话,要让比尔唱歌和讲述故事这样的奇迹发生是不太可能的。

在本书的第三部分,我还讲述了一个"艺术系学生生活在长者社区"的计划,即让一些学生每年在照护中心生活一段时间,作为与长者相互间的学习和生活体验。在这个计划的实施过程中,我通过学生的反馈了解了许多东西,认识到所处的世界中不同的年龄层之间是如何相互隔绝的,以及他们对长者们的耐心指导和创造性的实验。

穿越街道的项目告诉我们,长者所具有的各种能力不只局限在室内做游戏的范围内,他们可以远远超出这个范围,并为改变周围世界作出努力。这个项目也是为了教育司机们在开车时留意行人并为他们停车,从而提升长者过马路时的信心和勇气。

我还介绍了几个合唱队的活动及所展现的力量,这种形式在美国各地越来越普及并且受到欢迎。

这一部分的最后一个故事是讲述我做过的最大的一个项目,那是在许多艺术工作者的帮助下,和肯塔基州的 12 个照护中心的长者、家属、员工以及志愿者合作,改编《小飞侠彼得·潘》(原故事请参阅本书译注),分别在三个社区排练演出。我们把这个项目起名为"我永远不长大"。剧目全部自行编排,进行专业制作,于 2019 年春天结束。正是在那个项目中,我和露丝以及其他许多参与者,都流下了激动的眼泪。

为什么要讲这些故事呢? 我希望能够给千百万正处在生命晚期,与衰弱、孤独、认知障碍搏斗的高龄长者,给他们的家人和他们的照护人员指出一条通往快乐和生活意义的途径,帮助人们建立起与高龄人群的关系;为他们也为未来的我们,建立一个真正适合高龄长者的照护体系。本书借鉴了过去 30 年来我一直有幸与之合作的长者的声音和经历。它既是一个路线图,也是一部宣言,旨在推动我们的照护体系以及我们的文化和教育体系发生重大的变革,让创意关怀像泉水一样沁入这些系统中,滋养所有的照护者和被照护者,使他们能够生活在有意义的世界中。

"欢乐时光"

1994 年春天,我好不容易得到一张入场券,驱车七小时前往明尼苏达州的布瑞纳德市观看"欢乐时光"剧团的一场演出,并约定和几位成员进行交谈。"欢乐时光"每半年有一季演出,届时 100 多位成员将表演具有专业水准的歌舞剧,整场演出期间要更换 20 多套服装。当地及附近的老年照护中心和旅行社会安排大巴士把观众送到剧场观看演出,所以入场券通常在开始售卖的 15 分钟内就会告罄。

我在大学念书的时候,曾经写过一些以高龄长者为主角的作品,我的英语语言文学科目老师很善解人意地同意我以此为主题的剧本作为毕业论文。我在那个剧本里描写了这样的故事:一个年轻人的祖父丧失了说话的能力,于是他们两个共同设计了一套相互间谈话的密码，而且还把它用来与外界沟通。当时这个剧本写得并不令我满意。后来在攻读戏剧专业的硕士课程时，我参与了一个专注于表现妇女的课题，然而那个时候尚未涉及高龄妇女。等到写毕业论文的时候，我很高兴遇到了"高龄戏剧"的风潮，这种形式的戏剧在20世纪90年代初期还是比较新颖的。那个时候在美国、加拿大、英国，还有欧洲大陆，一批批热衷于表演的长者组合在了一起，他们退休以后从各自赖以谋生的职业中解脱出来，试图实现在内心保持了几十年的表演梦想。许多因为年龄原因被正规剧团拒之门外的专业演员也加入了其中。

在这之前一年，也就是1993年的时候，我曾自认为是世界上最幸运的人，因为我去拉斯维加斯参加了当年的高龄戏剧节。那次共有十个分别从加利福尼亚州、马里兰州等地赶来的剧团的长者们聚集在一起参加演出并相互交流。当时28岁的我是最年轻的参与者之一，也是唯一的剧本编写者和专业学者。我像一只独角兽似的出现在高龄戏剧节，在一些长者看来也许有些奇怪，可我却已经习以为常了。我曾经陪外婆在周末外出观看《吉吉》《日瓦哥医生》那样的老电影，还利用在芝加哥修学的一个月时间和外婆的好朋友蓉斯一起逛遍了那些曾经红极一时的餐厅，尝试它们的草莓鸡尾酒和各种传统食品。作为在高龄戏剧节上出现的唯一一个年龄小于60岁的人，我为此感到骄傲，尽管有些表演并非属于我所熟悉的戏剧风格。戏剧节大部分的剧目以歌舞为主，其中交织着一些百老汇音乐剧中受人欢迎的场景。然而撇开戏剧风格，戏剧节无可非议地令人感到振奋，所有参与演出和做后台支持的人都为此感到自豪。"欢乐时光"剧团是那年戏剧节上的佼佼者，他们上演的《你还年轻》是一出延续三小时的喜剧和舞蹈盛会，其中多个段落含有整齐的摆腿和踢踏舞的成套动作。坐在我边上的一位女士，看上去像是戏剧节另一个剧团的演员，侧过身子略带担心地问我："我们也需要像他们那样表演吗？"

到了第二年，"欢乐时光"计划排演一出稍为放松的新剧《三十年代印象》。这部2小时的舞台剧演出阵容由60多位年龄在70～90岁之间的长者组成，其中几位很大方地接受我的请求，同意在演出前的几个小时接受我的访谈，回答我的一些问题。

当我到达那里时，看到演员们都穿着"欢乐时光"标志性的红色长袖套衫，他们热情地向我表示欢迎，使我原先的腼腆感立刻消散了。第一个和我坐下来谈话的是白格尼夫妇。白格尼夫妇在1986年剧团成立的时候就开始参加演出了。这对夫妻看上去快90岁了，他们告诉我之所以喜欢"欢乐时光"，是因为剧团的导演一直追求专业水准的演出，这与一些同期出现的仅仅满足于用怀旧的方式做心理治疗的老年剧团有着明显的不同。"欢乐时光"对每出剧目都制定了演出效果的标准，并进行认真细致的彩排。白格尼先生说："我们不是那种在一起图个热闹、随意说说唱唱就结束了的表演。"

参与"欢乐时光"的活动对参与人员的要求清楚明晰，而给人带来的益处也是显而易见的。我问白格尼夫妇他们有没有想过还要在舞台上表演多少年，白格尼先生想了一下，低声说道："其实每一年我们都在琢磨什么时候该是我们的最后一场演出了，因为戏剧舞台需要新的面孔、新的人才；而我们已经作不了太多贡献了，只能凑个数，在台上做个形体而已。"

我对他们说："噢。不过，这是非常美好的形体。"在戏剧舞台上，有些角色只有很少的几句台词，或是几个简单的动作，但他们给观众的印象是很深的、很有魅力的。就好比人脸上轻微细小的线条变化可以表达大量的信息和情感一样，这些角色就是整个剧团脸上的线条。高龄表演者不用像年轻的演员那样做出速度很快和幅度很大的动作，但也可以在舞台上大放异彩。我曾经见过一位85岁的舞蹈演员用很缓慢的舞姿表现出了强大的生命活力。"欢乐时光"能在15分钟之内就卖掉所有的入场券，说明它是很受人们喜爱的。剧团的演员们说，他们现在去街上餐馆吃饭都经常会被人认出来。

然而从另一个角度来看，专业的戏剧理念却似乎把那些在身体上或心理上无法承受28次换装和强烈灯光照射的长者排除在外。和我谈话的下一位演员是海伦。她告诉我说,去年有一次从舞台上退场的时候,因为眼睛被灯光直射着,自己无法看清地面而被绊倒了,"那次摔得我很痛"。我还记得去年在拉斯维加斯看过海伦的表演。她身高不超过150厘米,脊背已经不那么挺直了,一头白发却梳理得整整齐齐。她用很自信的脚步走上舞台,扫视一下观众,以恰到好处的节奏讲了三个引人发笑的幽默故事,然后信步走向后台。海伦在整个表演过程中的表现是那么的优雅。

和海伦的交谈中我可以捕捉到那种参与戏剧表演所产生的让人转变的力量,这种力量会体现在所有年龄段的人身上。

"你在加入'欢乐时光'之前是做什么的呢?"我问海伦。

"丈夫去世之后,我就一直待在家里独自生活。"

"那时你每天都做些什么事?"我又问。

"那时呀,我和住在外地的孩子们通通电话,或者是去教堂参加活动,其余时间就看看电视。"她的语气表示这些都是最自然不过的事情。

"那加入剧团以后呢?"

"现在嘛,我是一个喜剧演员了,所以我在家里看各种幽默和笑话故事。我还让周围的熟人讲笑话给我听,然后把它们写下来。此外,我还要参加剧团的排练。"说到这里,海伦的脸兴奋起来,说话时的手势动作也有些夸张了,尽管从她的语气听来,参加排练对她来讲似乎有些麻烦。

我问海伦当初报名加入剧团面试时的情形。

"当时我看到报纸上的广告,就去了那里。他们问我会不会唱歌,我说不会;又问我会不会跳舞,我也说不会。他们就问我加入剧团想表演什么。我说,你们看着办吧。于是他们给了我一些笑话故事让我念,所以我就成了一个喜剧演员。"

我突然想起了我的外婆,外婆如果还健在,海伦一定会和她非常合得来。外婆前不久刚刚过世,想到她,我心里不禁一阵难过。

接着我又见了剧团的另外几位长者。在和一位长者交谈时我提出了心里的一个疑问:去年在拉斯维加斯的老年戏剧节上,我没有看到坐轮椅上台的长者,也没有看到拄拐杖的。如果一位高龄长者受到身体上的挑战,或者是认知方面的挑战,他还能不能登上舞台呢?威瑟姆先生告诉我,如果那样的话,他确实无法上台表演了,但我们剧团会尽力帮助他,而不会把他给忘了。

最后一个和我谈话的是梅耶女士。谈话中,梅耶女士和我说起几年前她丈夫去世后的情形。那天"欢乐时光"所有的演出人员穿着剧团的服装参加了葬礼,墓地周围形成一片红色。听到这些,我又想起了我亲爱的外婆,涌上心头的痛楚似乎引起五脏六腑一阵抽搐,我再也无法控制自己,情不自禁地流下了眼泪。梅耶女士赶紧搂住我给我安慰。

演出就要开始了，我找到自己的座位坐下。眼下剧场里很是热闹，大批从各个照护中心来的长者们从大巴士上下来，熙熙攘攘地进场入座。

这天的表演共 2 小时，其间各种节目一个接着一个，也包括踢踏舞。海伦的喜剧表演真的很有趣，然而我却没有笑，而是神情专注地观察着舞台及周围发生的一切。今晚的演出有将近 100 位参演者，他们都能歌善舞，会说会唱，活动能力远远高于只有弯曲的手指和只能发出"吽吽"声音的外婆。可是在这些演员和那些已经从舞台上消失了的长者之间，一定还有一个中间的过渡阶段。戏剧表演是这样，实际生活也是如此。

确实，这个高龄长者的戏剧世界从根本上积极地转变了"欢乐时光"的参与者们对自己"晚年"生活的想象，他们从会计师变成了舞蹈设计者，从妻子和母亲变成了踢踏舞表演者，从孤零零的独居者变成了喜剧演员。在生命的晚年能够登上表演舞台，名副其实地担当起新的角色，使他们能够继续学习，获得长进。此外，参加剧团的活动还大大增强了社交联系。研究表明，社交活动对身体和心理健康具有关键的作用。这些长者在原先的生活中会感觉自己不受人待见，现在却在大街上和餐厅里被人们当作明星那样认出来。

然而，舞台表演这种需要记忆力和行为能力的艺术，必须将身体上或认知上遇到挑战的高龄人群排斥在外吗？这个我所投身其中、需要花费数月时间才能完成一篇专业论文的事业，有没有像我外婆那样的长者的一席之地呢？有没有外婆的好朋友蓉斯的一席之地呢？蓉斯现在也成了我的好朋友，我经常和她聊天到深夜。我上次去看望她时，她已经不能下床了，独自蜷缩在装有金属栏杆的床上，所有生活必需活动都要由照护人员帮助完成。

在那次观看"欢乐时光"的演出并和表演人员交谈之后的两年多时间里，我一直在试图找到如下问题的答案：我们能不能把戏剧所具有的这种能够转变长者生活的能量装进一个包裹，把它送到内心封闭、衰弱和孤独的高龄长者的手里，并让他们亲自打开这个包裹呢？

在本不想再去的地方收获的礼物

"我不想再去那里了。"我断然地对电话那头的布拉德说。那时我们还没有结婚，他还只是我的男朋友。布拉德却温和地提醒我说，上个星期你也是这么说的。

"是的，但我今天真的不想去了。"我回答说。

然而我终究还是听从了他的劝告，开车来到位于密尔沃基市西郊一条交通繁忙的大街上的玛丽安中心。那是一座四层楼的高龄长者照护社区，很普通的建筑，浅灰色外墙和四周漆着紫褐色的门窗围边。这座建筑绝对不会吸引街上经过的人们对它驻足观望;而从里面朝窗外看,也只能看见一片单调枯燥的街区景象。

我把车开到停车位停下。下车前,深深地吸了口气,然后鼓起勇气走进那道玻璃门。

事情的来龙去脉是这样的。那个时候我正在密尔沃基市做一项为期几个月的博士生研究,打算写一本书作为学位论文。那正是一个应届毕业生的随意时光。我妹妹恰巧在密尔沃基市读书,所以我们在距离当地大学几个街区的地方租了一套还算漂亮的公寓房。我在那所大学的九层楼有一间面向密西根湖的办公室。我父亲是在密尔沃基市长大的,我们姐妹小时候曾来这里看望过我们的祖父和祖母。现在他们都已经不在了,所以我们得对这座城市重新熟悉起来。好在我父亲的一位表姐给我们打电话表示欢迎,虽然我们从未见过这位亲戚,这时也感觉非常亲近。见面时我问父亲的表姐是做什么工作的,她说她在当地一家长者照护社区担任活动专员。

这太巧了!

我正在为高龄戏剧运动中失能长者的缺席而感到忧心忡忡。我心里明白,参与舞台表演,让长者在晚年生活中扮演新的角色,可以使他们改变对自己高龄进程的理解,同时也可以改变所在社区的人们对他们的看法。但是在过去两年中,我所观看过的许多场长者戏剧演出,只见到一位拄拐杖的长者,没有看到坐轮椅参加演出的长者。我很想知道戏剧表演是否能够转变那些身体功能严重缺失或者有认知障碍长者的生活方式,以增加他们生活的意义。

因此当勃娜丁,就是我父亲的那位表姐,邀请我去她工作的玛丽安照护中心做一些志愿服务时,我一口答应了下来。然而后来我的经历说明,做这项工作并不如想象中的那么容易。当我第一次去那里时,走进大楼正面的玻璃门,然后经过两层楼梯来到三楼封闭的认知症区域,找到那里的公共活动室,首先引起我注意的是一片嘈杂的声音。活动室的地方不算小,里面的电视机正播放着一个娱乐节目,虽然没有人看,音量却调得很大。二十几个长者每四人围着一张桌子坐在那里,看上去个个精神萎顿,弯曲的身子深陷在各自的轮椅里,头都低垂着,就像一个大写的字母 C。房间的一角,还有一群长者围坐在一个录音机周围,也同样弯曲着身子坐在轮椅中。录音机正在播放一个牧师的布道演讲,音量也很大。我无法想象那些认知症长者在这种环境中会有怎样的感受。

这就是我的工作环境。我每周到那里去一次,已经连续六周了,但我的努力几乎没有收到任何成效。那天我感觉实在受不了了,就打电话给布拉德,试图寻找一些额外的勇气。

其实在开始做这项志愿服务的工作之前,我特意进行了一些研究，用"阿尔茨海默病""认知症""艺术""戏剧""活动"
这些词汇的不同组合在大学图书馆和学校内外的网络上搜
索资料，却收获不大。在 1995 年，社会上对认知症最通行的
明智做法是向患者提供各种日常问题的答案以填补他们大
脑中的空白，比如今天是几号、现在是什么时间、眼下是什么
季节、谁是国家总统，等等。介绍周围的人、物品和事件，回
忆过去的经历，是引导长者交谈的主要方法。一旦碰到记忆
和认知能力方面的挑战，那些书本往往就简单地告诉你要学
会变通。还好我在研究过程中发现了麦克顿诺博士几年前
写的一篇论文，主题是将一种为儿童设计的"创意情节"的技
巧应用到成年人身上。麦克顿诺博士是高龄戏剧节的主办
者，她还在拉斯维加斯的内华达大学创立了全美第一个高龄
戏剧专业。我想麦克顿诺博士应该知道一些好的方法，于是
仔细阅读了她的论文，了解到她是用一种简单的戏剧创作练
习，引导人们发挥自己的想象力和分享自己的记忆。于是我
参照这个方法，每周带几个练习题目到玛丽安照护中心去。

第一周，我选择了几位坐在一起的长者，引导他们模仿
一棵树。

"你能把自己比画成一棵树吗？"

没有人回应我。

"你如果是一棵树，应该是什么样子的呢？"我再次向他
们问道，脸上带着鼓励的笑容。

还是没有人回应我。

于是我就自己做出一棵树的样子,抬起两只手臂,伸出十指。也许我把动作做得夸张一点,能引起他们发笑吧?

有一位婆婆用怜悯的眼神看着我,讨好我似的学着我的动作,略微抬起手臂,张开双手。

"嗯,很好! 那柳树应该是什么样子的呢?"

又没有回应。

"怎样比作柳树的样子呢?"

我垂下手臂和手指,做出柳树的样子。那位好心的婆婆也跟着做了一下。接着我又试着做出几个不同的树的样子,然后是各种花的样子;再后是刮风,下雨……我还向他们发出各种提问,关于树,关于花,关于阳光、风和自然界的其他东西。但是长者们对所有这些显得无动于衷,没有一个人作出回答。显然,这个方法对他们是基本无效的。我不断地在心里盘问着:他们听到我的讲话了吗? 他们理解我的提问吗? 我这样是不是要求他们过度思考了? 我提问的节奏是不是太快了? 是不是因为这儿的环境太嘈杂? 还是因为他们所用的药物限制了大脑的活动? 或者,根本就是我太异想天开了呢?

一周又一周,我尝试着变换不同的主题:节日,孩子,家庭,度假,宠物,等等。我放慢节奏,让他们模仿我的动作,跟上我的讲话节奏。我还引导他们回忆过去的事情。总之,所有我能想到的戏剧创意练习都试过了,但还是看不到任何成效。我感到一周比一周更沮丧。

"我不想再去那里了。"那天我在电话里对布拉德说。

"上周你也是这么说的,但后来还是去了,而且还说很高兴能继续在那里做志愿服务。"

是啊,我已经去了六周了,但是看不到戏剧表演对认知症长者的任何有益效果。究竟有没有什么办法可以引导这些长者走出大脑中药物所造成的雾霾,再次投入外面的世界呢?有没有办法让他们摆脱这种群体性的内心孤独和禁闭状态,形成相互之间或与外界之间的有意义联结呢?我并没有什么灵丹妙药,我能带给他们的就是我心中的希望、阳光的性格、一些戏剧游戏和几件简单的道具而已。

而这些恰恰是最必需的。

在我做志愿服务的第七周,我再次鼓起勇气走进照护中心的那间活动室。这次我带来了一沓大尺寸的白纸,几支粗的马克笔,以及一页从杂志上裁剪下来的香烟广告图片,上面是戴着大大的宽边牛仔帽、骑在一匹高头大马上的万宝路骑士。这次我不再向长者们提问关于他们自己的问题了,因为过去几周的努力告诉我,那样做不会得到任何回应,而只能看到一双双迷茫地瞪着我的眼睛。这次我要开始让他们发挥随意的想象。

我把白纸挂到一个挂图架子上,再把那张图片贴到白纸

的上端,然后来到围坐在第一张桌子边的四位长者面前,像以往一样再次向他们做了自我介绍,然后说:

"今天我们一起来编写一个故事,随便什么故事都行。你们想到什么就说什么,我会把你们说的内容写在这张纸上。"

我指着万宝路骑士的图片,虽然心里感觉有点怪怪的,但还是向长者们问道:"你们想要给这个骑士起一个什么名字呢?"

一位婆婆轻声说:"我不知道。"

"我也不知道。你随便想一个名字吧。"我对她说。

他们都不出声。

我再次鼓励他们:"你们觉得他应该叫什么名字呢?什么名字都可以的。"

有一位伯伯微微抬起头,说:"弗雷德。"

我内心激起一阵欣喜,这是六周来我得到的第一个正面回应。虽然只是一个简单的名字,在我看来却好像是一个奇迹。

"那他姓什么呢?"

"阿斯泰。"另一个伯伯说,引来其他长者几声低低的笑声。

奇迹在扩展。

"他住在哪里呢?"

大家静静地想了一会儿。

"俄克拉荷马州。"一位长者说。

边上的一位婆婆突然直起身子，抬头轻声哼起歌来：
"哦，俄克拉荷马，当微风吹过你广袤的平原……"

我们都为这歌声吃了一惊。更多人抬起头来。我心想，
这位婆婆一定是在俄克拉荷马长大的，同时继续我的提问。

"俄克拉荷马有些什么东西？"我边提问边在心里嘀咕，
这问题会不会太难了？

"那里有许多小河。"

"还有许多树林。"

"弗雷德结婚了吗？"我决定就这样继续提问。

"结婚了。"

"和谁结婚的？"

"吉娜·奥崔。"

好吧。这真有点好玩了，我止不住要笑出来，停在那里
回味这奇迹般的时刻。

然后我开始重复他们对问题的答复，并用马克笔写在纸
上，为的是让婆婆和伯伯们不要远离这个他们自己创作的
故事。

"好，这个人叫弗雷德·阿斯泰，他和吉娜·奥崔结了
婚，他们住在俄克拉荷马州。"这时，我们一起又唱起了"俄克
拉荷马，当微风……"

"在那里有许多小河和许多树林。"我接着说。

就这样，在我的提问和长者们的回答之间，我们的故事在继续展开着。弗雷德和吉娜在一个牛仔竞技场工作，丈夫的强项是用绳套套住飞奔着的小牛，而妻子的比赛项目是马术中的障碍跨越。他们不能参加同样的项目，因为吉娜的马术比弗雷德好。他们还没有孩子，因为实在太忙了，顾不上生孩子。平时他们还要看管一大群牛，牛的毛色是黑白相间的。他们养了三条狗，狗的名字分别叫博索、桑蒂和ABCDEFG。每年圣诞节，他们会准备一顿丰盛的圣诞晚餐，给桌子铺上白色的有着漂亮蕾丝花边的桌布，点上蜡烛。他们通常会烤一只鹅做主菜。

故事编得很有趣，每个细节都经过考虑，而且我确信所有的答案都是从长者们往日的生活中汲取来的，其中充满了长者们用疾病侵扰后残留的大脑神经元制造的、有些顽皮的想象力。活动室里的嘈杂声音似乎消失了，讲故事的人和我都看着对方，眼睛里闪着光。这时我留意到周围站着不少人在看着我们的活动，是照护中心的员工。他们的眼睛也在闪着光，神情看上去好像是……是什么？是妒忌吗？也许吧。显然，他们也想加入这个游戏，我真诚地向他们表示感谢。这45分钟的练习对这些长者来说是多么的不容易。我简直不能相信，他们积极参与进来，回答了我的每一个问题。这真是送给我的一件大礼物！

活动结束的时间到了,我却舍不得离开。

我不愿意离开,是因为我害怕一旦离开了这个场景,刚才的事就不会再次发生了,他们又会回到 C 字形的时候,低头看着自己的大腿,和外面的世界相隔离。但我又不得不离开,今天的活动结束了。

我后来又去了六周,直到我在密尔沃基市的研究工作结束。每周,我会重复同样的工作方法。我总是先做一下自我介绍,拿出一张从杂志上或明信片上复印放大的图片,然后开始提出一些开放式的问题,让长者们自由回答。我会重复他们的答案,再写在纸上。有时,我得到的回应是一个动作,一种声音,或是一句我无法听明白的咕咕哝哝的话,但我都当作一种答案来对待。我沉迷于即兴的节奏之中,而每次最后形成的故事都充满了希望、遗憾、调皮的幽默、善意的恶作剧,以及渴望、悲伤和满足的感觉。有时候长者会哼唱歌曲,甚至即兴吟诗,这些都令人惊叹,使我们所有的人都为之振奋。

现在回想起从那以后的 20 多年的经历,可以说每次我在长者身上使用这种方法都会有奇迹发生。在照护中心,在老年活动中心,在长者的餐桌旁,在长者公寓的客厅,无处不是这样。后来我成立了一个非营利机构,名称为"时光流转",专门研究并分享这种方法。我们在世界各地为数千名高龄长者做训练,每个地方都能使这样的奇迹重复发生。与过去传统方法不同的是,我们实现了从重点记忆到自由想象的转变。这一转变为认知症长者提供了创造生活意义的途径。而在这之前这对他们来讲是遥不可及的事。我的外婆让我懂得每个人都有自己的故事,而玛丽安照护中心的经历则告诉我应该如何引导长者把这些故事表达出来,予以确认、重复和重构,使之得到传扬。

　　这就是创意关怀核心内容的由来。

第二部分

什么是创意关怀

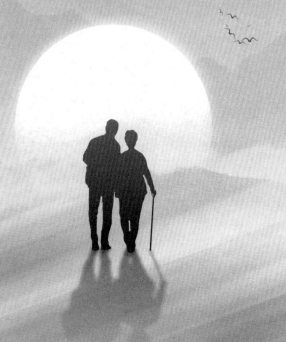

第三章

两个不同概念的结合

　　我有时会觉得奇怪，为什么更早以前没有人想到要将"创意"和"关怀"两者结合起来呢？就我而言，会产生这种想法是因为我一直渴望将我多年以来分别涉足的这两个领域融合在一起。人类社会存在着一个艺术世界，在这个世界中，人们坚持长期的实践和技术提高，以期创造出真正美好的事物，为社会大众认识并让大众被这种美好所吸引。另一方面，社会上还有一个高龄照护领域，有那么多人在与各种歧视和拒绝作抗争，全心全意地做着在体力上和情感上都需要大量付出的工作，同时还要面对资金的缺乏和严格的监管。他们的目的是要精心修复和照护高龄长者们的身体和心灵，使他们在生命的最后时光能够健康快乐。在我的全部职业生涯中，我一直致力于将这两个领域合二为一。

　　当我第一次把"创意"和"关怀"这两个词语直接放在一起时，自己也觉得有点不可思议。这样一个词组究竟意味着什么呢？随着对这种组合的理解逐渐深入，我感受到两者之间的张力，以及这种结合所产生的潜在能量。为了让读者全面理解"创意关怀"，更重要的是向大家深入解释它的含义，我需要分别对这两个词语做一些探究。让我先从"创意"这个词语开始吧。

什么是创意?

我在前面的故事中曾经说过，创意对我来说从开始记事起就是生活的一部分。而在人类生活中，创意正越来越多地被关注。创意是个很酷的东西，因为在现代社会创意的更新是相当快的，所以准确来讲我们只能说某个创意在十分钟之前是很酷的，因为随之世界上又会产生新的创意。有关创意的研究在过去几十年里激增，我甚至有点惊讶地发现学校里已经设有研究创意的专业，一些学术期刊也在竞相刊登有关如何产生更多创意的论文，其涉及范围从艺术家的工作室一直到大公司的董事会会议室。有些科学家利用磁共振成像技术即 MRI，来研究产生创意的神经生物学原理；另一些则在观察可以使工人更具创意的原因和条件，或是试图发现哪些个性特征是具有高度创意的人所特有的。我读了许多文章，发现人们对创意这一概念的应用都是一致的，它被用来说明和描述人的活动内容、活动过程以及活动结果。创意是人类所独有的特性,是用以区分人与动物和机器的重要标志。

2001年在我第一次筹办一门即兴叙事技巧的培训课程时,曾经从吉尼·科恩博士的著作《创意时期》中读到有关创意的定义:创意是为这个世界添加某种具有价值的新事物的人类活动。过去那么多年了,后来的学者是否还是这样定义它呢? 我又回去进行了一些搜索,结果发现尽管有多个或多或少有些不同的定义,但几乎都落在两项基本要素上。第一,创意是产生新的原创事物的过程;第二,这种事物是具有价值的。这些定义有一个奥妙之处,即都没有直接说明应该由谁来判断一个创意是新的和原创的,也没有说明应该由谁来判断其是具有价值的。我们能不能说剧场里音乐会结束时发出的震耳欲聋的掌声和欢呼声就能肯定演出的新价值呢? 我想这种说法是对的。

在有关创意的文献中我们还可以看到,创意可以分为两个层次,分别是:微观的,或者说是个人的创意;宏观的,即公众的集体创意。

我确信,个人的创意能力渗透在每个人的日常生活之中。无论一个人曾经被多少次地告知他缺乏创造力,但当他面对意想不到的障碍时,为了设法克服或者是绕过眼前的挑战,他都会采用新的处理手段,都会对原先的生活方式作出调整。比如当你带着幼小的孩子在超市排队结账时,小孩子突然哭闹不停,或者你的同事在应该做一个重要的产品介绍那天却突然得了病,面临这样的情形就需要你设法解决这些头痛的事,从而形成新的局面;而这新的局面是有其价值的,尤其是对在你后面排队的超市顾客来说,或是对你的急于通过产品介绍获取订单的老板来说。所以,你解除困境的方法就是具有创意性的。在人的高龄时期,生活每进入新的一天都面临新情况或新问题的挑战,虽然这些挑战的程度因时因人而异,但都要求我们及长者尽可能发挥创意来予以应对。

　　我在培训研讨会上介绍个人创意的概念时,曾经请与会者列出一个自己生活中的创意举动清单。即使是一些自认为最没有创意的人最后也变魔术般地写下许多例子:在花园种植花草;做饭;交通繁忙时段找出最佳的开车路线;解决工作中出现的问题;挑选合适的礼物;装饰自家厨房;为衣服配一个饰品;为参加某个活动选择着装;写一封信;保持收支平衡;等等。在这些日常生活中的创意活动之外,还可以加上一些传统意义上的创意内容,诸如画画、摄影、歌唱、演奏乐器、跳舞、写诗,等等。每一种用来表达自己的形式都可以实现创意。

　　创造一个新的、有价值的事物,需要具备一定的灵活性。因为在这个过程中,人们在认识事物和环境的形态后会产生多个应对挑战的可能方案,也即所谓的发散性思维[5],这会打破某一特定行为的规则和惯例。

当某种创意行为所包含的风险因素非常小，甚至在通常状态不会产生风险的情况下，我们或许可以把这种行为称为"游戏"。正如心理学家兼儿科医生唐纳德·温尼科特先生所说，"在游戏中，或许只有在游戏中，一个儿童或成年人才能完全自由地发挥其创意"。在做游戏的时候，我们可以有无数的选择来进行实验，可以想象不同的可能性，也就是通常说的可以"虚构"。然而在大部分人的心目中，或是在一部分文化的概念中，游戏仅仅局限于儿童。我为此有过几次碰壁的情形，往往是一个刚刚长大的孩子，用冰冷的目光对着我，勇敢地捍卫他父亲的尊严："我爸爸从来不玩游戏的。"不幸的是，时至今日关于游戏对学习和心理健康的有益之处的研究仍然在助长着类似这些孩子的观点，因为这些研究大部分都聚焦在儿童身上。事实上，成年人也可以从游戏中获得巨大的收益，只要这些游戏和他们的年龄段相适应。

对于创意的深入研究帮助我确认了这样一个观念：创意是人类心理健康的基本要素。其实这个观念早已存在。马斯洛在 1943 年提出著名的人类需求层次理论[6]的阐述中，就把创意当作通向自我实现的途径之一。维克多·弗兰克尔[7]在经历纳粹集中营的苦难之后写道，人们有三个途径可以通往具有意义的生活，其中之一是能够意识到创造新事物的过程所包含的力量。在"积极心理学"领域，创意能力被视为具有增强心理健康的作用，这种作用是通过帮助我们阐述

"我们是谁"的故事、通过对目的的追求以及通过展示我们生活的意义和价值来实现的。创意还可以帮助我们建立一种比我们的生命留存时间更长的传承，而这种传承可以舒缓精神上的压力和焦虑，或者至少可以减少我们面对死亡时感受到的不安心态。

创意还可以给人带来心理上的"高峰状态"，或称为"最佳状态"。其中的一种体验称为"心流[8]"，处在这种状态之下的人在实践创意的同时，内心的其他感觉都被一扫而空，甚至失去了对时间和空间的感觉。当我在研究中读到关于心流的描述，看到创意的力量可以驱走内心的担忧和身体的疼痛时，我想起了在我们珀涅罗珀项目中发生的一个故事。那时我正和一个由艺术工作者、学生、员工及长者组成的小组在一个照护中心编演一出《奥德赛》剧目，其中的情节是从奥德修斯妻子珀涅罗珀的角度出发想象而来的。有一位住在这个照护中心的长者，名叫芭芭拉，她参加了每一次的准备会议，忍着身体上的疼痛帮助我们设计音乐和舞蹈，记录大家所讨论的故事情节，并编排整个戏剧的细节。剧本成型后的一天，当大家正在排练时，有个护士在走廊上追上芭芭拉说，"芭芭拉，我给你送止痛药来了，赶紧吃吧"。谁知芭芭拉对她摇摇手说："我现在不需要吃药了。"另一个员工当时正好在边上目睹了这一情景，她后来把这件事情告诉了我，我对她说，"我想这正是我们做这个项目的目的吧！"

　　然而，和游戏一样，尽管创意活动有那么多益处，但却通常被认为是年轻人的特权。吉尼·科恩博士《创意时期》一书是去除创意和晚年生活之间屏障的重量级宣言，他在书中主张，要将人的晚年视为同样可以让创造力绽放鲜花的时期。他写道："创造力在晚年可以成为强大的内在资源，这是一种普遍现象。"我有幸和许多艺术工作者及学者一样结识科恩博士和他的妻子温迪，他们激发了我的灵感，也成为了我的朋友。科恩博士还在他的许多演讲中对游戏和想象做了深入的解释和剖析。他经常打着一把画有云彩的雨伞，眼睛里闪着智慧的光亮。在过去的许多年里，他一直在努力推翻那个顽固的传统观念，即认为高龄意味着大脑的僵化和想象力的消失。他列举了有关大脑的可塑性研究，以及他在医学和艺术两个领域中改变人的心灵的实践。有一次他一边为我们展示一幅画满巧克力的图像，一边笑逐颜开地说："创意就是大脑的巧克力，为大脑提供能量和营养。"然后他讲述了著名画家奥·吉弗的故事。奥·吉弗的一生都害怕坐飞机，但是到了晚年，在她自己宏伟的系列画作《云层上的天空》以及科恩博士的雨伞的激励下，她最终克服了这种心态。科恩博士认为，摆脱恐惧的包围之后，实际上就打开了一个全新的、充满上升机会的世界。

　　科学研究不断地证明着创意对处于不同年龄段人的益处。然而至今科学家关于创意的观念大都基于个别艺术家或创意天才的神话。这使我心里感到有点不安。科恩博士《创意时期》一书中有一个章节专门讲述群体在相互关系语境下的创意，但这种观点似乎很少有人跟进。在很长一段时间里，对于创意的研究都立足于单个个体的行为过程。例如西方文化热衷于英雄人物般的创意天才，无论是喜剧、悲剧或其他形式，往往描写故事的主角单打独斗许多年，试图战胜某种通行的陈规旧习，直到某一天，最好是在这位创意天才临终之际，他长期以来试图倡导的想法所具有的突破性意义才被他人认识到。这些故事遗漏了协助英雄成就其事业的其他人，这些协助者在故事中没有得到应有的一席之地。而早先有关创意的研究在如何扩展到单个个体之外的范围方面似乎进展得非常缓慢。不过令人振奋的是，近十年来学者们开始扩大视野，他们离开工作室和实验室，进入人与人之间的动态关系中。在这期间，思想在不停地跳跃，产生了新的、有价值的观点和有创意的艺术品。正如有一位学者所说，人们意识到"车轮子不是某个人单独发明的"。

　　我对这个话题有自己的看法，这并不令人感到奇怪，要知道我在学校时曾获得过"天才奖学金"呵。而我的工作实践更是为超越个体范围的创意树立了非常有说服力的模板。当年我和外婆在一起的时候，我用语言提问，她摇动着手指头，转动着眼珠，就这样我们共同创作出一个个故事，而这些故事是我们俩谁都无法单独表述出来的；在玛丽安照护中心封闭的记忆照护生活区，我并没有创作阿斯泰和吉娜的故事，而只是简单地引导着创作的过程。作为一个戏剧艺术工作者，离开了演员、导演、舞台设计以及观众，我无法创作出任何艺术作品；作为一个在社区工作的艺术工作者，我启发人们创造性地表达自己的想法，我没有工作室可以让我在里面实现个人创意的飞跃。或许老年照护社区就是我的实验室，所有参与活动的人都是我的协作者；我的实验室又或许是"车轮上的餐厅"，而协作者是送餐人员和用餐的长者。吉尼·科恩博士曾经写道："人们的创意影响了相互间的关系，而反过来这种关系又成为创意的背景。"我的想法正和这观点合拍，并且走得更远：创意本身就是从人们的相互关系之中产生的。

　　然而要让人信服这种观点不是一件容易的事。我结束了玛丽安照护中心的志愿服务后，利用在那里形成的十几个生动且富有诗意、很吸引人的小故事为素材编写了一个剧本，并把它搬上了舞台，剧里的角色栩栩如生。在演出后的座谈会上，我们讨论了这种将怀旧转变为想象的方法是如何帮助长者打开表达的窗口、使长者和外面的世界相联结的。坐在我身边的一位报社记者想了解这个剧本的创作背景，于是我告诉他剧本中的素材是由照护中心的长者们合作完成的，我只是对他们进行引导；而剧本则是在排演过程中由演员和导演共同定稿的，我只是把这些记录下来。我尽量向这位记者强调这个项目是很多人协作完成的。尽管如此,当报道在报纸上刊出时,上面是我的一张照片,报道的内容似乎在告诉别人我一个人完成了这个戏剧的创作。看来千百年来形成的表现个体英雄的习惯是很难抗拒的。

也许创意的这层意思是和"关怀"一词连在一起才会产生的?因为我发现在那个环境中,每一个人都具有创意。要想解开这个谜,我们需要理解什么是"关怀"。

什么是关怀?

如果说创意是一种创造有价值事物的奇妙的天才举动,那么照护关怀[9]从总体上来讲则属于完全不同的范畴,它是一种无私奉献的行为。照护高龄长者生命的晚期和关怀他们虚弱的身体和心灵,往往不容易看到这种努力的成果,也似乎得不到回报。关于照护关怀的定义有很多不同的书面解释,从哲学家到心理学家,从社会工作者到护士再到普通照护人员,对此都有各自的理解,我没有发现一个综合的定义。提到高龄长者的照护和关怀,它会使人立即联想到紧张的生活细节安排,担心体力和心理上的压力会摧毁家人和专业照护人员的精神状态;同时也使人想到经济上的困扰,因为财务上的负担很可能使个人家庭破产,从宏观上来看它也会使整个国家的财政破产。从这个角度来说,高龄长者的照护关怀犹如一个无底的黑洞，所有的一切都会陷入其中，包括金钱、工作和生活的意义。

　　我所看到的关于照护关怀的不同定义大都关乎两个层面：身体上的照护和情感上的关怀。身体照护所需要完成的各种任务轻则会使照护者心情烦躁，重则会使照护者感到精疲力竭，甚至产生厌恶情绪。这种照护通常涉及长者身体的各个部位和各种功能，有些还需要打破长期以来形成的隐秘习惯和怕羞观念，忍受难闻的气味，刺耳的叫嚷，污秽和肮脏，等等。情感上的关怀相对来说不常需要直接的接触，诸如倾听和关心之类，安慰性的言语和行为可以帮助长者抵抗孤独和绝望，鼓励长者无论身体遭遇什么挑战都能把精神振作起来。当然，身体照护和情感关怀是密切相关的，比如你可能需要花费大量的情感安抚才能使长者解除隐私的屏障，乐意接受身体护理。当我们安排新的照护人员或采用新的护理方式时，需要增加许多情感关怀的工作来转变长者头脑中对原本熟悉的人员和原有习惯的记忆。举一个我自己家里的例子，当我们谈论到母亲认知症的发展渐渐地可能需要父亲做一些身体照护的事情时，他原本很理性的脸上立即呈现出明显的不悦。"我不会替她换尿布的，对不起，我不会做的。"他说。母亲听了之后也惊恐地说："不，不，我不要他替我换尿布！"

　　父亲的焦躁情绪源自于根深蒂固的关于性别角色的观

念。从护士到护士助理,从照护伙伴到他们的培训者和指导者,大多数照护行业的职位似乎都是女性的工作领地。而且照护人员普遍薪资不高,也缺乏医疗保险来保障自身的健康需求。女权主义的学者、活动家及各种组织一直在推动改变这种状况,他们一方面呼吁提高照护人员的薪资,另一方面在电影、电视等媒体上宣扬女性照护人员的形象。凯博文是一位心理学家,他不仅有医治病人的经验,还有照护罹患阿尔茨海默病妻子的经历。他提出的一个关于照护的综合性理论可以提升它的价值:"首先要将照护和关怀视为一种发展的过程,学习和施行照护关怀是个人发展和社会修养的一部分,是我们的知觉和能力趋于成熟和完善的一部分。"换句话说,照护关怀应该被看成是人类所能达到的最高层次行为的表现。

与创意相类似,照护长期以来也被局限在单面的视镜之下,照护就是指照护人员所做的事,包括照护中心的工作人员、居家护理人员,或者长者的家属。然而如果只从照护人员的角度看会形成一种我称之为"清空容器"式的照护模式。假设我们把照护者比作一个容器,起初的时候这个容器盛满了液体,这液体就是人的精力和体力;而长者好比是另一个全空的或者接近于全空的容器。在照护过程中,照护人员日复一日地将精力和体力倾注到长者的容器中,渐渐地自己容器中的液体就会减少,直至被清空。这是悲剧英雄式的自我牺牲,是让照护人员不堪重负而精疲力竭的方法。一个清空了的容器是无法再把自己填满的。因此在这种模式下我们需要提醒照护人员不要完全清空自己,而是要适时地补充能量,照顾自己的身体和心理健康。我们有必要在照护人员耗尽他们的精力之前中断"清空容器"式的照护模式,不然他们都会病倒。但是一直令我感到震惊的是,这种"照顾好自我"的需求似乎成了照护人员自身的另一种责任,他们必须同时注意他人和自我的健康,而我们各种组织和机构的管理层却没有对此加以重视。如果我们在日常更多地关注照护人员,认同并重视其价值,那么确保照护人员本身得到照顾的架构就会很快建立起来。

与此相反,和"清空容器"式的照护模式不同的是互惠模式,它产生于照护和被照护双方之间的相互关系中。在这种模式下,照护人员不是清空自己,而是与长者结成伙伴关系,共同尝试着从这种关系中获益。科学研究支持这样的观点:"照护是一种相互间的交换。"然而由于对照护的消极观念流行于人们的头脑之中,因此正面的益处变得很难想象。对照护的积极方面的研究发现,阿尔茨海默病长者的照护者如果能够具有自身的成长和生活的目标感,他(她)和照护对象及其家人的关系就会越来越亲近,能够共同面对困难而无惧色,对无法控制的事情也能学会放手。

现实中肯定会发生长者拒绝照护的情形。有一位伊娃·基塔伊女士,多年来一直照护着严重失能的女儿,以前她也曾经照护过自己的母亲,还照护过另一位年迈的叔叔。她的女儿因为失能没有办法说话,但她的身体语言显示出愿意接受别人的照护,而她的母亲和叔叔却不同。伊娃后来写了一本书,其中讲到她那心情长期处于不愉快状态的母亲和脾气古怪的叔叔,认为她对他们的照护是属于失败的。"我母亲的倔强性格以及由于失能带来的痛苦心情使得她强烈地拒绝我的照护,所以我为她所做的努力是失败的,因此我的照护目的没有在她身上实现。对方不接受你的照护,哪怕你的用心多么良苦,都不能说完成了照护的任务。"伊娃写道。

长者试图掩盖自己衰老的现象、掩盖因需要依赖他人而引发的羞耻感,就会形成一种压力,使得照护者被拒之于长者自身世界之外,无法充分进入照护角色。而许多照护者也只是自顾自地做事情,不求得到长者的认可。他们没有真正理解照护的内涵,或许他们也在躲避一种羞耻感,又或许不与长者做过多的交流,自认为是为了保持他们的尊严。这种羞耻感和缺乏沟通会造成双方精神的压抑和内心的痛苦,正如伊娃所描述的她母亲的情形。如何使长者变成一个"好"的照护接受者? 照护者和长者这种伙伴之间该如何交换"礼物"? 如何使双方都感受到尊严、支持和关系提升?"互惠式照护"的模式近年来已经开始出现,但是关于采用何种方式使长者成为好的照护接受者,以及关于如何推广互惠式照护的讨论还不够广泛、不够充分,尤其是关于创意关怀。

创意和照护关怀,这两个词语各自有着长期以来所形成的固有含义和解释,但我们现在把它们放在一起该怎样理解呢?从字面上看,一个能产生新的事物,另一个是能量的消耗。创意总是和新事物、新价值联系在一起;照护关怀则相反,每一次操作都是在减损,无论是经济上还是身体或精神上。创意是人们向往的事情,因为它充满惊奇和兴奋;而照护关怀却是不得已而为之的行为。如果我们把这两者结合起来,其看似矛盾的特质却能够激发出新的可能性。

这样的结合可以帮助我们想象和塑造出一个从未有过的景象,即照护伙伴的双方——照护者和被照护者互相协作,共同发现生活的意义,共同为人生增添新的价值,使长者即使在身体和心智逐渐衰弱和损耗的情况下也能不断得到精神上的提升,直至生命的尽头。在这样的背景之下,照护和关怀可以给双方带来康复和愈合,而不再是吞噬一切的黑洞。它能使人的自我逐渐变得更加美好。创意产生于照护关怀的相互关系之中,并使照护关怀获得更好的效果。

我的目的是要提醒人们,人类是天生具有创意的,引导我们的照护伙伴创造性地表达他们自己,这本身就是一种照护关怀,是对他们的爱。

在探索了创意和关怀的含义之后,我尝试着把它们放在一起，成为"创意关怀"。它是一种药物，是一种艺术，也是一种康复手段，有着看得见的康复效果。创意关怀的意义不仅仅是绘画和唱歌，虽然它常常采用绘画和唱歌的形式。它的核心是人们对自身、对他人、对这个世界的不同想象，是引导人们共同塑造世界。当长者对周围的世界产生抗拒时，创意关怀可以深刻改变他们的生活，疗愈他们的心灵。

究竟如何才能引导高龄长者产生创意呢？经过多年来的自我实践以及观察其他人的做法，我深深意识到，从表面上看这过程似乎比较简单，做起来好像并不太难，也很有趣，但其实并不然，而且它和当今时代人工智能、快节奏、高科技的发展方向是完全背道而驰的。那么，创意关怀包括哪些要素呢？它该如何抗拒目前已初露端倪的把照护关怀的工作转交给机器人的势头？在接下来的几个章节中，我将分别阐述创意关怀的各个重点环节和要素，与读者分享实践中的故事，提供将这些要素融入长者的照护者、家人和朋友的日常生活中的方法。

第四章

"是的，没错。"

让我们想象一下两位演员在舞台上进行即兴表演时对话的情景。其中一位说："我们这里的抽水马桶堵了，修理工来的时候带来了……"；另一位立即接嘴说："一个三明治和他的鬈毛宠物狗。"这有多尴尬呀！现在轮到第一位演员接过话题了，他要顺着修理工和三明治的关系往下说："是的，没错……"

对专业戏剧演员来讲，"是的，没错"就如同"你好""早上好"等词语一样那么常用，听别人说任何话，会立刻明白对方是什么意思，并像条件反射一样作出应答。这就是即兴表演的核心技巧，其中包含着对周围人和事的密切观察和感受，接收所发生的所有信息，并以积极、正面的方法予以回应。

"是的，没错"其实并不是人们对周围信息的一种自然回应，因为人的天性中带有对外界的警觉，因此当一个人接收到一个新的信号时，更多的反应是"不"。回答"不"意味着我们可以保持自身当前的态势而不需要承担发生变化的风险。而回答"是"则恰恰相反,它意味着我们愿意接受对方的信号,而这信号很可能要求我们做出很大的改变,失去当前自身感觉很合适的处境。当一个人说"是的,没错"的时候,意味着他同意改变自身所处的态势,同时也期望对方接着说"是",对自己的话语做出正面的反应并继续这个话题。因此,"是的,没错"是承诺两个人之间的相互协作和相互关爱。

即兴表演是和戏剧本身同样古老的表演形式,它源自早期的滑稽剧,到中世纪逐步演变成意大利的街头戏剧。戏剧艺术家维奥拉·史堡林(Viola Spolin)在 20 世纪 50 年代发展出一种新的即兴表演形式,即戏剧游戏,用以教授表演技巧和普及戏剧,她把"是的,没错"确定为其中的一个术语。

我曾经在中学生和大学生中做过无数次的即兴戏剧游戏。在我开始为高龄长者工作时,就把"是的,没错"作为工具之一,它也是我当年和无法讲话的外婆进行沟通的一个办法。她用呶呶的声音、摇动的手指、转动和开闭的眼睛向我作出表达,我接收了她的信息,然后追加我的问题,等候她的反馈。就这样我们渐渐地了解了对方的想法。"是的,没错"还帮助玛丽安照护中心的那群长者讲出了一个 45 分钟长的关于牛仔阿斯泰和他妻子的故事,其中有歌唱,有笑声,偶尔还有一些不着边际的话语。作为讲故事的辅导者,我就是按着"是的,没错"的原理来接收长者们提供的信息的,然后用积极的方式引导他们添加更多的素材。

在照护关怀认知症长者的过程中，回答说"是的，没错"经常会给人以说错话的感觉，因为你所听到的话按照常理来理解是错误的。我在密尔沃基市日间照护中心第一次主持讲故事活动前，该中心的一位工作人员提醒我说，有些照护人员可能接受不了这种一味顺从长者的做法，"我们当初接受培训时被告知不应该这样做"。当我们听到认知症长者说一些明显不符合事实的话的时候，第一冲动就是要纠正他们，似乎说正确的话就可以治愈长者大脑的创伤似的。其实这是没有效果的，尽管我们用了很温和的语气。你努力想要像盖房子那样一块砖一块砖地把长者头脑中错乱了的世界重新按照正确的方法搭建起来，其结果却只能是在你与长者之间砌起一堵墙。而"是的，没错"的回答则可以帮助我们绕过这堵墙，将我们和长者紧密联结在一起。两者的结合点，就是任意的想象、对过去经历的分享以及发自内心的真实情感。

我想在这里讲一个查理·法雷尔医生的故事作为例子。2005年，法雷尔医生参加了我们非营利组织"时光流转"举办的一个训练班，我就是在那时认识他的。他的妻子卡罗琳两年前被诊断得了阿尔茨海默病，已经退休了的法雷尔医生就开始在家里照护妻子。他有一天在开车的时候从国家公共广播电台的节目中听到有关我们"时光流转"项目的报道，随即回家给我们打电话作了预定,然后坐飞机从克利夫兰来到密尔沃基市参加这个训练班。法雷尔医生的外表看上去颇有风度,举止严肃,我记得自己当时很欣赏他的仪态。他站在我面前讲话的时候我仿佛听到了外婆的声音在我耳边回响,嘲弄我懒散,教导我应该如何做事。我们培训班课程的第一步是引导长者慢慢提升自信力,能够公开表达自己的创意。参加培训的长者起初都坚持认为自己缺乏创意。对于一个被他人反复告知"创造力并不是每个人天生就有",然后也确信这一点的人来说,要放开自己参与我们的戏剧游戏会感觉紧张和不舒服。过了好一会儿,我看到法雷尔医生的肩膀开始略微放松了。然而当我们转入下一个训练时,要用"是的,没错"来面对认知症患者,并用真实的情感接受他们所说的内容,我发现法雷尔医生的脸色开始变了,而且变得非常明显,以致我不得不停下来。

"你还好吗?"我问法雷尔医生。

"哦,我还好。"他平静地说,"只是我刚刚才意识到,过去两年里我一直在使我的太太变得疯狂。"

在家里,每当卡罗琳发生一些混淆,比如用错一个词,记不起一个人的名字,或者把这个人当成那个人的时候,法雷尔医生就会纠正她:"亲爱的,她不是你的妹妹,她是咱们的女儿,她出生的时候……"这种温和纠错、试图用正确语言组成砖墙的方法,对于任何与认知症长者生活在一起的人来说是再熟悉不过的了。

从培训班回去以后，法雷尔医生开始学着使用"是的，没错"的方法。"我发现这真的是和我妻子很有效的沟通方法。"他过后对我说。他经常带卡罗琳在住家附近散步。当他们经过一座房子时，以往他会说，"约翰家的房子真漂亮"。而卡罗琳则会显得很迷茫，因为她记不起谁是约翰。

"所以现在我会说，'这是什么？你看到了什么？'她说她看到花盆里有一只狗。我和她可以顺着这个话题聊上很多，因为那是她的大脑还能记得的事情。"法雷尔医生说。

他们的女儿凯蒂很快学会了这种办法。当卡罗琳盯着饭桌上的番茄酱瓶子，想要却说不上来，"递给我那个……那个……"凯蒂会轻声地问："你想把它称作什么？"

"红颜色的酱。"

"好的，我拿给你红颜色的酱。"

"是的，没错"的方式肯定一个人的实际状况，并赋予他（她）利用所拥有的工具来命名、塑造和回应世界的权利；它还教会并鼓励照护伙伴之间在沟通时的灵活性。然而要想不去纠正长者不正确的讲话内容是很困难的。20世纪80年代，普遍采用的是"事实导向"的方法，确切地说就是提醒长者正确的事实。现在我们已经不再这样培训照护人员了，但这种方法仍然是人们的首要冲动。对长者的家人来说，要在内心接受所爱的人患有认知症这一现实尤为困难。"我不想承认也不能接受我母亲得了阿尔茨海默病。在她说错一个名称或记不起我的名字的时候,如果要我说'对的',我心里会发痛。我要一个完整的妈妈,我要把她照看好。"事实上,说"不"不可能像"是的,没错"那样打开一个有情感联结的世界的。

我再讲一个托尼的故事。我是在纽约市上东区一个犹太会堂的活动室见到托尼和他的妻子的,那里是我在纽约举行讲故事活动的两个日间照护中心之一。在布鲁克代尔集团"舒缓项目"的支持下,中心的经理伊丽莎白·哈托维奇女士每周有两天邀请一些认知症长者来这里参加两小时的活动,还提供一些小点心,目的是使照护者有一个休息放松的机会。其实许多照护者也会跟着一起过来,为了看看他们的亲人在群体中的反应。那个会议室很大,我们让大家围成一个圆圈坐下,开始活动。

托尼的妻子告诉我们,托尼曾经是麦迪逊大街的"大人物"。伊丽莎白和我都觉得他看上去比较安静,也很拘谨,但内心却带着火花。我们希望他能把那些火花释放出来。那次活动我带了一张在曼哈顿下城的街上买来的明信片,上面的图画是手绘的骑在马上的牛仔形象。

"你们看到的是什么?"我指着明信片,用最简单的问题开场。

"那是一个牛仔,对吗,托尼?"坐在托尼身边的妻子问道。她接着又告诉我们，托尼在广告行业做过很多年。"托尼，是不是呀？"她问。

我望着那些长者，又问了一遍我的问题："你们看到什么了？你们说什么都可以，我会把你们说的内容放进故事里的。"

我开始听到了回答。

"那是一个长得很帅的人。"一位女士说。

"那个人跟那匹漂亮的马在相爱。"另一位女士说。

"跟马相爱？我的天呀！"托尼的妻子小声地惊呼道，而托尼却一言不发。

"不，他们没有相爱，他们不会在公开场合相爱的。"又有人说。

"他在给马唱歌，唱牛仔的歌。"

我问大家，你们想让他唱什么歌呢？他们似乎陷入了沉思。

这时托尼忽然开口唱了起来："走这旁……走这旁……走这旁……"

我们被他的声音吓了一跳，大家都盯着他，想听听他在唱哪首歌，虽然他只能重复唱出一个音节。

这时他妻子开始在一旁纠正他："托尼，你是不是要唱'走这边，小狗们'？"我看到托尼眼睛里的火花瞬间消失了……

随着游戏的进行,一个故事渐渐形成了:那个牛仔的名字叫托马斯·国王,他非常英俊,被漂亮的女人所吸引("像我们这样的女人。"有一位长者这么说)。他的马名字叫戈弗蕾,昵称"上帝"。"上帝"是一匹会说话的马,她受过专门的训练。

但是托尼在随后的时间里再也没有开过口,他被带出了"是"的世界,而进入了一个随时被纠正错误的境地:"哦,不是这样的,应该是……"

那是一个长得很帅的汉子。

他跟那匹漂亮的马在相爱。

跟马相爱?我的天呀!

不,他们没有相爱,他们不会在公开场合相爱的。

他在给马唱歌,唱牛仔的歌。

(歌声)"走这旁……走这旁……走这旁……"

他们住在西部的大草原上。

他们一直在四处迁移。

牛仔还没有结婚,他想要结交女朋友。

他被漂亮的女人所吸引,像我们这样的女人。

他大概有 28 岁。

那匹马把他当作优秀的吉他手。

他现在没有让马奔跑,但他有时会的。

那匹马的名字叫戈弗雷，哦，不对，叫戈弗蕾。我们给她一个昵称叫"上帝"。

牛仔的名字叫托马斯·国王。他的昵称是汤姆。

我们叫他们汤姆和"上帝"。

汤姆和"上帝"是很好的朋友，他们从来不分开，连睡觉都在一起。当然他们睡在马棚里，因为那里地方比较大。

牛仔还会唱"黛西，黛西，答应我吧……"

"上帝"是一匹会说话的马。

……

当我们的某位家人得了认知症，那种想要保护和重建其记忆的冲动几乎是不可抗拒的。在病情发展的缓慢过程中，照护认知症长者的亲人每天都可以讲出一些让人伤心的关于记忆丢失的细节，诸如忘记一件物品的名称，记不起一件普通的事，忘记对方的名字以及和自己的关系，等等。在他们看来，纠正长者的错话，或者补充他说的话，可以维持他的尊严，甚至阻止病情的发展。然而要知道，做纠正和补充的同时也是在阻止长者的表达，使他彻底陷于无言之中。对认知症长者说"不是的，应该是……"所导致的结果是完全否定长者的存在。

与此相反，"是的，没错"的方式则可以为认知症长者和照护者双方开启一种新的体验。罗杰妻子对她丈夫就采用了不同于托尼妻子的做法。罗杰曾经是一位邮递员,他喜欢在送信途中,与遇到的人说说笑话、讲讲故事。"他一直喜欢讲故事。"他妻子这样对我说。退休以后,罗杰也是家庭里热闹的中心,大家聚在一起的时候他都会讲一些故事,引起哄堂大笑。但自从有了认知症的症状,罗杰不再讲故事了。要把一连串的词语串在一起,对他来说变得越来越困难,而且说话开始结结巴巴,失去了讲笑话的节奏。于是罗杰开始陷入沉默。正好在那个时期,一个当地的电视台播放了我在密尔沃基市长者日间照护中心举办讲故事活动的消息,罗杰妻子看到后就联系我们。过了一周,他们夫妇开了一小时的车前来参加我们的活动,而罗杰则成了活动中的明星。"你们想说什么都可以,我会把你们说的内容放进故事里的。"得到鼓励后,罗杰开始壮起胆在大家面前用断断续续的语句表达自己的意思。以后每周的活动中,每当他看到我和我的学生辅导员,都会眉开眼笑。他为故事中的角色想象有特点的名字,还带动其他长者加入故事的创作中,罗杰为此感到骄傲。和罗杰一起讲故事的时候有很多魔幻般的时刻,我最喜欢的是一个由一张手拿鞭子的阿拉斯加土著男孩和他的雪橇犬的照片所引出的故事。

"你们看见什么了吗?"我问大家。

有一位长者想不起来该怎么说,但他嘴里发出了模仿鞭子挥打的声音。

另一位长者说了出来:"鞭子。"

"那看上去像一条蛇,随时会咬他一口。"罗杰说,他眼里闪着光。

后来我们重复大家的回答时,罗杰说,"我说过这个吗?"

"是呀,你说过的,罗杰。"一位学生辅导员说。

"那我说错了。"他边说边咧着嘴笑。

罗杰替那个阿拉斯加男孩取名"黑岩"。另一位长者说黑岩看上去像是饿了。

"他已经吃过了,"罗杰说,使劲想着一个名称,"他今天的午饭是……是……,是哪个餐厅来着?"

隔着他两个座位的薇拉欠过身子说:"车轮上的餐厅。"

大家发出一阵笑声。

罗杰也被引得兴高采烈的。"噢,我知道那位女士知道得很多,说得真妙。"

"是的,没错"的方法帮助罗杰重新成为了一个善于讲故事的人;不仅如此,他还鼓励其他人一起投入进去。

与创意类似,即兴创作的方法也开始在社会上传播开来。专业公司将即兴创作的核心要领应用到教育、商务和医疗行业。在高龄照护行业,也开始有了一些针对照护者的即兴创作培训项目。凯伦·斯托贝和蒙迪·卡特当年是在密尔沃基市的"喜剧浪潮"公司相互认识并结为夫妇的。1998

年凯伦的父亲患上了认知症并且日趋严重,凯伦和蒙迪就试着把即兴创作的方式应用于对父亲的照护中。"对我们来讲那是很自然的事情,因为即兴创作本来就是我们的专业。"凯伦说,"我父亲是一位退伍军人,后来成了建筑师。以前他从来没有和我们讲过战争和部队里的事。得了认知症后,他忽然开始提起那个话题了。"于是家里人就随着父亲一起谈论起来。她父亲当年在部队是空军的投弹手,作战时要蜷缩在飞机机舱内狭小的空间里向地面目标投掷炸弹。凯伦的弟弟找来一只装电冰箱的大型硬板纸盒,把它改装成飞机机舱的样子,让父亲模仿当年在空中飞行时的情形。"我父亲竟然在纸盒里面画上了飞机上的每一个操纵杆和按钮,"凯伦介绍说,"真是不可思议。"

　　凯伦最初参与"时光流转"第一次组织的在密尔沃基市日照中心的培训,后来她和其他人一起设立了一个新的即兴创作培训项目——"在这一刻"。她说:"没有比这更好的相互间沟通的培训方法了。"凯伦给我讲了一段她的经历强调这个看法。有一段时间,"时光流转"安排在 20 个照护中心同时展开一项关于他们培训效果的调查。凯伦当时正在主持其中一家照护中心的活动。每周举行活动时,凯伦都会看到有一位女士推着坐在轮椅上的丈夫走进会场,在他耳边轻声说几句话,再在他额头亲吻一下,然后自己退到后面观看大家活动。没过几分钟,那位丈夫便坐在那里睡着了。凯伦决定弄明白这是怎么一回事，于是有一天她故意站在那对夫妇身边。只听那位女士弯下身对她的丈夫说："我不明白他们为什么要让你来这里。现在是你睡午觉的时间，而且你又不会讲故事。"很快，她丈夫就低下头开始打瞌睡了。到了下周，凯伦提前等候在门口迎接这对夫妇，见到他们之后就接过轮椅说，"我来推他进去吧"。这次，他竟然奇迹般地没有睡觉。凯伦告诉我："这样过了几周，他开始慢慢活跃起来。"那次他们的活动是看着一张图片讲故事，画面上有个人站在一块岩石上准备向下跳跃到峡谷的另一边。"你们说画面上的人正在做什么事？"凯伦问大家。只见那位长者把手举过头顶，伸出两只手指，慢慢地向下滑动，表示往下跳的意思，同时嘴里发出轻轻的、尖尖的嘘声。当手指落到自己的大腿上时，他还说了声"完蛋了，成了一堆屎"。当时他显出很兴奋的样子，当他意识到周围有许多女士在场时，忽地一下脸红了，连忙为自己刚才说了不雅的话向大家道歉。有一位女士转过身对他说，"没关系的，我听过比这更难听的"。引得大家都笑了。从那以后，他内心的世界被打开了，开始和大家一起做起了游戏。

针对认知症家庭的即兴创作培训课程渐渐进入到更多的社区，在波士顿、芝加哥、西雅图等地都有了向照护者传授即兴创作技巧的培训团队。每个项目的时间长短不一，有两天的密集培训，也有六至八周的课程。但它们都包含相同的基本要素,即专注于增强观察力,学习使用语言的和非语言的沟通手段,训练耐心,学会身临其境和设身处地。当然,还包括"是的,没错"——接收所得到的信息并作出积极的回应。

"是的,没错"这个方法在长者活动中能够带来欢笑,带来参与者放松而兴奋的心情。这些实际存在的欢乐表明,长者和照护伙伴触动了对方的心灵并互相联结在了一起。"是的,没错"犹如一扇窗户,我们作为投身于长者照护的每一个人所担任的角色,就是要打开这扇窗,并且设法不让它关上,使认知症长者可以通过这扇窗进入一个可以相互表达、相互联结、有意义、有欢乐的世界。

在密尔沃基市的一个繁忙而温暖的比萨餐厅里,我们全家三代十多个人聚集在一起共享感恩节周末的最后一个晚上。我陪母亲坐在长条型餐桌的中间,我妹妹坐在我们的对面。晚餐快结束时,母亲忽然把手放在我的肩上问我:"安妮在哪儿?"

她在担心:或许他们忘记邀请我(安妮)了。

我感到全身血管里的血液一下子涌到头上,这大概是千百万热爱着他们的认知症亲人的人们在这种场合同样会有的感觉。我能看出母亲脸上的关切之情,我能想象到她大脑中的某个负责收集信息的神经元"啪"的一下失灵了。

"你是说爱伦吗?她去洗手间了。"我指着对面妹妹刚刚离开后空着的椅子对她说。

母亲用疑惑的眼神看着我。餐厅里回响着人们的笑声和餐具杯盘的碰撞声。

一会儿，母亲脸上现出了微笑。

"哦，你在这里！"她说，语气中略带着惊奇。那惊奇是对应着由另外一个神经元收集来的信息而发出的。

"是的，我在这里。"我搂着她的肩膀说，"我爱你，妈妈！"

=== 给照护者的提示 ===

"是的，没错"在居家环境中的应用

如果你在家里照护一位认知症长者，用"是的，没错"这一方法的关键之处，是要格外留意你想说"不"的那一刻。什么样的情形下你会说"不"？怎样在开始你的谈话时用"是的，没错"来代替"不"？

长者是不是记错了人的名字或一件物品的名称？

说"是"来稳定当下的情绪，然后问长者他（她）对那个人或物品的感觉，这样可以转移长者的注意力。

"我要去看医生。"（其实她昨天刚刚去看过医生）

"你感觉什么地方不舒服吗？"

"你觉得那位医生怎样？"

"我妈妈在哪里？"（她母亲很久以前就过世了）

"你想她了吗？给我讲讲她的故事吧。"

"我们给她写封信吧。"

"我们画一张她的画像吧。"

长者把洗碗液放到了洗衣机里

"那是洗碗液。你算算我们一辈子要洗多少个碗呀?"

长者不停地做着重复的事,比如把纸折叠起来或把纸卷成圆筒

"我们一起来做这个吧,看看我们能叠多少。"

"这个圆筒像什么? 像不像一个望远镜?"

长者做一些有危险的事,比如坐在行驶的车上时想打开车门。这时首先说"不"也许是你的最好选择,但接下去可以说一些"是的,没错"的话

"我们一起唱个歌吧。"

"我们还没有到那里。让我们说说今天去的那个地方有什么不同的名称吧。"

第五章
美妙的问题

亲爱的先生,我在此尽其所能地请求你,要耐心地对待自己心目中尚未解决的所有问题,要尝试去喜欢这些问题。它们就像一间紧锁着的房间或一本用陌生的语言写就的书。不要想着去寻求答案。现在不能给你答案,因为你会无法承受它们。关键是要能够承受一切。生活在问题之中吧。也许在未来的日子里,在你不经意的时候,问题的答案渐渐地出现了。

摘自《致一位青年诗人的信》

莱内·马利亚·里尔克(德国诗人)

回想起当初在玛丽安照护中心的经历,我暗自感到庆幸的是,在经过六周绝望的失败之后,我终于找到了合适的提问方式。我举着一张万宝路骑士的图片,面对着那些宽容地忍受我笨拙的创造力的长者,一边想着怎样才能启发他们开口表达自己，一边问道："你们想要给它起一个什么名字呢？"

正是那个问题像是打开了一道锁那样，迎来了持续 45 分钟的笑声和歌声，其间充满了惊奇和欢乐。那么，我提出的这个问题和之前六周中我所有的问话究竟有什么不同之处呢？

提问的方式是有很大的灵活性的。一个问题或许会扼杀听者的回应欲望，比如要求一个严格的"是"与"否"的答复而不容有错；又比如问题中包含着一种压力，迫使被问者反复搜寻措辞以找出一个他们希望是"正确"的答案。与此相反的另一种情形是，所提的问题可以让被问者在寻求答案时无需担心对与错，他们可以随意表达完全属于他们自己的想法。后一种我称之为"美妙的问题"的提问方式，它引导提问者与被问者毫无压力地共同发掘内心的想法。对"美妙的问题"来说，其答案无关乎对或错，而只是一种探索与表达。我在"时光流转"举办的即兴创作课程中，也把这种提问方式称为开放式问题，因为它没有一个特定的答案。后来我逐渐意识到，制作和询问这样的问题其实也是一门艺术，它需要仔细设计以激发被问者迈出脚步，踏上不断前行的通往答案的旅程；它其实也是一个表达自己是谁的过程。

我对"美妙的问题"的理解和阐述，部分灵感源自一次我在一个广播节目中听到的主播蒂皮特对诗人大卫·怀特的采访，其中谈到大卫的一位诗人朋友约翰·奥·唐诺休的故事：

约翰曾经描述过一个人如何为自己塑造一个美好的心灵。实际上无论在何种状况下，都需要一种自我控制的能力。我的理解是，那种能力就是向自己发出美妙的问题，因为美妙的问题可以塑造美好的心灵。因此发出美妙问题的能力，尤其是在人生非常不幸的时刻发出美妙的问题，是人类最重要的自控力之一。一个美妙的问题从发问开始就在塑造你的自我，和发现问题答案的效果是一样的。

主播蒂皮特听了这段话后问道："所以我们要通过美妙的问题来产生美好的效果？"

"是的。"大卫答道。

以上谈话描述的是一个人应该如何向自己发出美妙的问题。但是我想，它也应该同样可以在别人身上产生美好的效果。向别人提出一个美妙的问题，表明提问者相信对方能够表达自己，也表明了提问者会欣然接受对方的任何回应。对于那些为自身的病弱、衰老、孤独或认知障碍感到痛苦和自卑的长者来说，美妙的问题是一种不可思议的有效工具；对于那些长者的家属和照护伙伴来说，因为长者自觉地或不自觉地越来越深地陷入内向和孤僻，他们渴求与所爱的人建立内心的沟通却苦于不懂得应该怎样去做时，运用这个工具也是同样有效的。

　　还有一种常见的情况,长者的照护伙伴由于专注于照护职责,逐渐削弱甚至完全失去了和外面世界的联结,这对人的心理影响是毁灭性的。艾莉自从得了认知症后一直由她的丈夫瓦尔特照护。他们居住在威斯康星州的北部地区,瓦尔特原先是一个为周围家庭和朋友圈提供服务的成功商人,虽然他为照护妻子学会了许多新的技能,但却陷入了与世隔绝的死胡同。"你知道吗?"他曾经写道:"没有比接不到朋友的电话更让你苦恼的了。"斯坦·伯格照护患有阿尔茨海默病的妻子十多年了,他把此类现象形容为"朋友消失法则"。他在网上发表了一篇博客文章,其中用一张图表表明,随着他妻子病情的发展,朋友之间的往来也逐步减少。"当然我们也在结识新的朋友,主要是那些帮助阿尔茨海默病照护的机构和团队中的人,他们对此病持有开放的态度。然而那些和我们有着对过去生活共同记忆的老朋友们却渐渐地离开了我们。"

　　人们远离患有认知症的朋友和家庭,也许有着多种原因:害怕、伤心,还有担心,不知道见了面该说什么,不知道见面对他们是不是有帮助,等等。而在认知症长者的家人和照护伙伴这一方,人们一旦产生孤独感,就会越发感到自卑,从而使得建立社交网络和情感联系变得更加困难,而这些都是至关重要、普通人所赖以生存的。此外,满怀伤感的家人会在内心保留着认知症长者以往的形象，他们本能地试图把长者重新拉回现实世界。这其实是和我们先前所说的照护关系中"是的，没错"的做法是背道而驰的。因此，引导人们设计和提出"美妙的问题"犹如要求照护者逆流而行一般。以往的培训通常是教导照护者如何提问"是或不是"的问题，或是让有认知障碍的长者做有限的选择，以防止他们不知所措、完全答不上来。你想吃饼干还是布丁？你要坐在这里还是坐在那里？诸如此类，我们称之为封闭式的问题。这种短小的提问有时很实用，可以用于日常生活的各种安排，但它不能够获得有意义的分享体验。而要做到这一点，就需要应用"美妙的问题"。

应该如何设计和提出"美妙的问题"呢？其实你可以从任何一件具体事物引出这类问题，如餐桌上的一盘水果，窗外的景色，或是杂志上的一幅画，等等。以万宝路骑士的图片为例，我们可以提出很多问题来开启一个充满理智、情感、人物和情节的世界：

你在画上看见了什么？

你说这发生在什么地方？

你说这是什么时候的事情？

你想为他起一个什么名字？

他和谁生活在一起？

他们喜欢做什么事情？

他们的职业是什么？

他们的梦想是什么？

他们生活得愉快吗？

他刚才做了什么事情？

接下来他会做什么？

……

你可以很容易地判断一个问题是不是美妙，因为美妙的问题向对方提供一种创造的动力，而不是用来让提问者发挥自身的创意。如果你和一位长者一起从窗户前走过，看到窗外有一棵长得很整齐的松树，你提问："你说这是不是查理家的圣诞树呀？"这个问题体现了你的想象力，而不是在鼓励长者的创意。美妙的问题应该是这样的：你看到了什么？外面的声音像什么？如果让你把那棵树刷上油漆，你会用什么颜色？如果让你给那棵树起个名字，你想叫它什么？等等。

从任何事件和物体身上都可以提出美妙的问题，或者问题本身也可以成为一个提示。2014 年我在为一个名为"密尔沃基群岛项目"工作时便意识到这类简单问题所包含的能量。现在我们"时光流转"的网页上也专门有一个《美妙的问题》栏目。

你家里最宝贵的东西是什么？

你把哪里当作你的避风港？

什么是勇气？

　　每当你想到类似这样的一个问题，就用笔把它写在纸上。一张普通的纸，上面是富有诗意的措辞和充满活力的设计，体现的是日常生活的点点滴滴，它却打开了一个世界，激发出不同的思考。想象一下这些纸片随着"车轮上的餐厅"被送到长者手中，或被志愿者带到长者身边，可以产生多么惊人的、具有创造力的效果！

　　在"密尔沃基群岛项目"中（本书第十一章会详细介绍这个项目），我们安排了一批艺术工作者将有意义的问卷带给在家独自生活的长者们。我们先跟随"车轮上的餐厅"的送餐员到各个长者家中，实地了解志愿者和家庭照护工作者的工作情形，然后设计了《今天的美妙问题》的问卷，用以引导长者用新的眼光观察自身和周围的事物。长者们收到这些问题后，可以把他们的答案写在问卷纸上，让送餐员带给我们，也可以打电话将答案告诉我们。

　　欧内斯特是收到"今天的美妙问题"的长者之一。我们通过电话每天向他提出一个问题，每天还有一位经过培训的志愿者到他独自居住的家中探望，确保他安好无恙。在我们持续向欧内斯特发出提问大约两周以后，收到他的一条留言。他说,一开始在电话中听到志愿者向他提出的问题时,他认为那都是些愚蠢的东西。"直到有一天她问我,'你把哪里当作你的避风港?'我忽然意识到这不是个愚蠢的问题,这是个很有意思的问题。"他说他对这个问题的回答是,社区的日间照护中心是他的避风港。他在留言中说,"我会把你们给我的所有问题的记录找出来,回答每一个问题。"

欧内斯特的那条留言整整讲了 30 分钟。

作为"密尔沃基群岛项目"的一部分,我的两位威斯康星州立大学的学生萨米和库被安排去探访菊恩。菊恩是一位80 多岁的女性长者,平时和女儿住在一起。因为女儿每天上班,菊恩白天大部分时间都是独处,因此她向当地的非营利组织提出要求需要陪伴式探访。萨米是音乐剧专业的学生,她参加我们的项目是为了学习如何与阿尔茨海默病的父亲进行沟通。库读的是戏剧专业,他正在寻求用所学知识和技能为社会服务的途径。他们每周到菊恩的家访问,向她提出一些事先准备好的问题。当有一天被问到"你家里最宝贵的东西是什么"时,菊恩情感的火花开始飞扬。

"噢,我家里最宝贵的东西是我的烤箱!"菊恩说。

烤箱?真的吗?在"车轮上的餐厅"的送餐员带回来的其他长者的书面答案里,在我们项目的专用电话留言系统中,我们一再听到的对这个问题的回答是家人的照片,前辈留下的纪念品,或是"我的宠物犬"之类。但我们从未听到过

"烤箱"这样的答案。两个大学生感到很纳闷,烤箱怎么会是最宝贵的呢? 经过询问他们得知,菊恩是一个烘焙行家,虽然不是专业出身,但她喜欢在家里做各式面包和蛋糕,深得儿女和孙辈的喜爱。然而现在,菊恩已经不记得最后一次用烤箱是什么时候的事了。

一个美妙的问题激发出一系列的火花。

"如果现在让你做的话,你最想做哪一种?"库问菊恩。

"我最喜欢做放香蕉糖霜的杏仁饼。"

"你的烤箱还能用吗?"两个学生问,但菊恩也不清楚。

最后,又一个最美妙的问题来了:"要不要让我们试试?"

虽然这是一个"是与否"的问题,但它将话题更进一步地推向创意之路。

此后的一周,萨米和库找来配方、食料和烤盘,与菊恩一起烘焙香蕉糖霜杏仁饼。为了给所做的事情加深意义,他们把做好的饼一个个分别装在食品包装袋里,外面贴上一个彩色标签纸,上面写着:"这是用菊恩心爱的烤箱制作的。你心爱的东西是什么呢?"他们把杏仁饼送给"车轮上的餐厅"的送餐员们,以表示对他们工作的感谢。

这些年来,我们的"时光流转"机构想出很多美妙的问题,其中有些来自日常生活中不被人注意的时刻,比如走过一扇窗户,默默地乘坐电梯,安静的午餐时间,等等。一个简单的问题可以像魔幻一样使这样的时刻充满想象。另一些问题则引发被问者对一幅图画、一首歌、一件物品等作出回应。还有一些富有诗意的问题，能把人带到爱丽丝梦游仙境的兔子洞。我最喜欢的是在德克萨斯州的一家照护中心听到的一个故事。洁米·沃德是"时光流转"的一位辅导员，她参与了"团结剧场"的项目，帮助高龄长者进行为期 14 周的活动。洁米被安排到德克萨斯州的布伦纳姆护理及康复中心，那里的长者第一次参加类似的活动。洁米没有用"时光流转"机构网站提供的图片作为提问的线索，而是直接摘录了网站上列出的《美妙的问题》中的一个：如果你的两只脚能说话，你想它们会说些什么？

那天洁米在为活动的开始作准备时，一位左腿上揣着支架的长者一步一步挪进会议室来。"她看上去很痛苦的样子，表情淡漠，一声不吭。"洁米当天晚上发电子邮件向我描述了那天的经过。看到那位长者的情形，洁米在心里怀疑自己准备要提问的问题是否合适，她几乎想要替换它，但后来决定保持原来的计划。她事后很高兴自己这样做了。活动开始，洁米向大家讲解他们今天的活动将会怎样进行。当长者们被告知自己的任何答复和想法都会被接受之后，都放松了下来，包括那位腿上有伤的长者，也开始参与谈话中来了。在被问到"你的脚会对你说什么"的问题时，她回答说，"我的脚会说，我的神经被深深地刺痛了。"再问："你的脚会把你带到哪里去？"她说："家里，我丈夫正在家里等我。"那一刻，她的眼睛里现出了泪光。洁米走过去在她身边蹲下，握住她的手予以安慰。周围的长者也都停下来用赞许的眼光看着她。"然后大伙儿你一言我一语地说着各自对这个问题的答案。"洁米写道。下一位长者说，"我要到佛罗里达的坦帕去，去那里的墓园，我父母和我丈夫的墓都在那里。我要在那里待一会儿。"大伙儿又都安静了下来，似乎在品味同样的情感。另一位长者打破了平静，兴高采烈地说，"我想去哪里，我的双脚可以带我去哪里。""这情形真的太美妙了。"洁米在电子邮件里写道。

如果我的双脚能说话，它们会说……

我累了。

我感到痛。

我要跳跃。

把我的鞋脱下来。

这双鞋穿着很舒服。

这双网球鞋很漂亮。

谢谢你！

把我放到温水里泡泡。

很放松。

我要拍水。

去游泳。

蹚水。

踢脚。

(唱歌)鞋儿鞋儿快走路,走到很远的地方去……

(笑声)

走路。

鞋太紧了。

我的脚不能走路了。

我要去看世界,我要旅行、旅行、旅行。我要去欧洲。

我想说我的脚长得很漂亮!(笑声)

美丽的脚。

像小孩的脚。

干净,平滑。

……

对于认知症长者,有些情况下对一些问题所发出的回应可能表明一种严重的状态。比如他们的回答如果显示出认知能力明显变得比原先更差,这也许意味着无法再单独住在家里了;又或许意味着需要服用一些有助于预防行为失控的药物了,尽管会有一些不良反应;也可能意味着会导致一种新的诊断结论,可那会吓跑一些本来会来探访的人。我在我母亲身上看到过这种情形,就是那次三小时的诊断测试,那真的使她很恼火。一长串接着一长串的提问弄得她很疲倦，也很伤她的自尊心。诊断的结果很可能让她不得不卖掉心爱的房子，住到照护中心去，那样会永远改变她与我父亲之间的情感联系。诊断测试中提出的问题，是用来判断大脑的变化和缺失的，它们可不是美妙的问题，而就像是一个个陷阱。

　　但是能不能在里面加进几个美妙的问题呢？能不能在提问与回答之间共同发现并打开一个通道，去找出大脑尚存的力量呢？

　　我想这本身就是一个美妙的问题。

===给照护者的提示===

为居家长者设计美妙问题

首先要了解什么是封闭式问题，以及封闭式问题适用于哪些情形。

封闭式问题是指那些至多有一个或两个答案的提问：这个还是那个？是或者不是？等等。

当我们鼓励一位长者为完成一个动作或一项任务作出选择时，比如穿衣、吃饭方面的选择，封闭式问题是很有用的。

而美妙的问题在心情比较平静的时候能显示它的作用，比如当我们有空闲的时间和空间时，可以对周围的事物做一些探询。

在平静的时刻和长者一起望着窗外的景色，可以发出如下的问题：

你看到了什么？

你听到了什么？

你感觉到了什么？

你说那棵树在想些什么？

如果那棵树能说话，它会说什么？

坐在桌子旁的安静时刻,是用美妙的问题打开世界的理想机会:

如果我们现在可以邀请别人一起坐在这里,你想邀请谁?

你会和他说些什么?

你现在能讲讲他的故事吗?

你会为他准备什么饭菜?

美妙的问题还可以平缓长者的情绪,解除内心的纠结。如果长者显示出疼痛的迹象,你可以用美妙的问题来了解他(她)的感受:

如果你的双脚能说话,你想它们会说什么?

如果你的脚是彩色的,你想让它们变成什么颜色? 为什么呢?

家庭里所有的成员都可以参与美妙的问题中来,即使不在身旁的家人也可以远程参与。

我们"时光流转"机构的网页上有一个《美妙的问题》的页面,你可以下载后在家里应用(www. timeslips. org)。

第六章
证明你在倾听

　　如果可以做到的话,那么没有比这更残酷的惩罚了:将一个人和社会分离,形成其他社会成员对他完全置之不理的局面。如果其他人在他走近身边时无动于衷,他说话时不予回应,做任何事情都无所谓,也就是说每一个所接近的人都对他视若无睹,表现得好像他根本不存在一样,那样的话用不了很久他的心中就会产生一种愤怒和无能为力的绝望,以至于对他来说遭受肉体上的残酷刑罚反而是一种解脱,因为尽管酷刑会产生巨大的苦难,但不会使他陷于根本无人以为值得关注的境地。

摘自《心理学原理》

威廉·詹姆斯(心理学家)

　　人类是一种社会生物,这不仅仅体现在我们需要相互结伴这种细枝末节的现象上,也不仅仅体现在我们彼此依赖这种浅显的意义上；人类的社会性更体现在一个最基本的层面上：一个正常的人若要生存，就需要与他人互动。

　　　　　　阿图·葛文德（医生《最好的告别》一书作者）

　　高龄长者常常会发出一些很微弱的信号，如果我们不去刻意关注就很容易错失这些信号，比如轻微的清嗓子声音，断断续续的轻声咳嗽，等等。我从不同的照护中心参加活动的长者身上听到过这些声音；在随同"车轮上的餐厅"送餐，长者开门迎接我们时也听到过"咳、咳、你好！"。有时我也听见我自己发出这样的声音，比如在我躲进树林中的小屋里写论文的时候，我每天步行到邮局办事的时候。有时这种声音可能是因为你在这一天起床后头一次开口说话，但往往是一种表示其他状况的信号。

　　当我走进一个照护中心时，经常看到长者们单独待在一个房间里，或是几位坐轮椅的长者围在一起，各自低着头，似乎没有感觉到周围有人存在。即使在规定活动的时间里，虽然长者们聚集在一起，却很少发生互动。有一次我带领几位学生到一个大型照护中心做一个观察和测试项目，内容是有关照护人员和长者之间的互动模式。我们的计划是在两小时时间内，每隔十分钟观察一次，每次十分钟，用不同的记号记录下人们互动的形式，标明某次互动是属于社交上的或身体上的，负面的、正面的或中性的，等等。学生们全神贯注地观察着每一个照护人员和长者的言语和行为，尤其是在长者用餐和活动的时候。他们手拿着铅笔，等候着互动的发生。他们看到照护人员走过；看到饭菜被分发到长者面前；看到有人在坐满长者的房间里大声朗读着"心灵鸡汤"式的短文，而后者却大多坐在那里睡觉。学生们还看到照护人员走到一位长者身后，对他大声说了些什么，还来不及等到长者回答，就推起轮椅把他推送去什么地方了。事实上，学生们在两小时的时间里并没有看到照护人员有意识地、比较投入地和长者交流，他们没有记下任何积极主动的互动情节。因此我们不得不就此打住，修改原定的计划了。

　　记得我在 2009 年读到阿图·葛文德医生发表在《纽约客》杂志上的一篇关于独处和隔绝的文章时，内心被深深地触动。在那篇文章中，阿图医生通过早年对年幼猴子的观察，以及后来和一些长时期被关押的人质、战俘和最高安全等级监狱中的囚犯等的谈话和研究，跟踪调查了完全隔离对人所产生的影响。当我读到其中对于极端孤独的症状描写时，心头不禁为之一紧。阿图医生引用加州大学心理学教授克雷格·海尼著作中的片段作为他讲述完全隔离的残酷后果的结尾：

　　首先，经过数月甚至数年的完全隔绝，许多被囚禁者"开始丧失自发施行任何行为的能力，甚至丧失了为某种活动和目标来安排自己生活的能力。"海尼写道,"被囚禁者常常会产生长期性的冷漠、嗜睡、抑郁和绝望……在极端的案例中,被囚禁者会完全停止任何行为。"从本质上讲就是紧张性精神分裂症。

其次,这些被囚者中有百分之九十的人脾气很坏,具有非理性的暴怒情绪,而普通被囚者中只有百分之三的人会有类似情形。海尼把这种现象归因于极端的言行限制、完全的受制于人以及全面缺失任何获得幸福和快乐的机会。

在阿图医生所引用的一项采用仪器检测的研究中,被严密隔离的囚者的脑电图测试显示,经过仅几个月的囚禁后,他们的大脑就如同受过创伤性损伤一样:冷漠、嗜睡、抑郁。情绪发怒是因为言行受到极端的限制和缺少获得幸福和快乐的机会所致。

其实类似状况较轻微的表现有时在老年照护中心也能见到,那是由于认知症所引起的。同样的,在家里受到亲人照护的认知症长者也可能发生这种症状。然而,除了大脑病变之外,这其中难道没有医疗和照护方面的原因吗?我们真的能分辨出这些症状是由大脑变化引发的,还是由照护环境所引发的吗?我们是不是有理由说,有些照护中心实际上是在对长者施行集体隔离呢?

　　我的记忆把我带回外婆生活过的那个照护中心,耳朵里回响起那种声音,嗞嗞! ……帮帮我呀! ……

　　毋庸置疑,高龄长者需要有意义的互动。本书第四、五章"是的,没错"和"美妙的问题"讲述的是这种互动的入门方法及基本框架。但是,如果我们不去倾听长者的讲话,不去理解他们的身体语言,那么前面那些方法都无法产生作用。并且,仅仅表现出在听是不够的,还需要作出回应,那样长者才能真正感受到你在倾听。长者的心灵往往被一层硬壳所包围,有孤独感。打破这层硬壳的第一步,就是使长者感受到你在倾听他(她)的表达。不断地体验这种感受,经过一段时间,长者便会逐渐地、当然也许会缓慢地治愈孤独的症状。

　　那么怎样证明你在倾听呢? 第一,我们要学会关注和观察。每当我走近一群长者,我会全神贯注地观察他们,识别他们的脸部表情和身体语言所表达的意思,还有那些应该表达但却没有表达出来的含义。他们坐在什么地方? 坐的姿势怎样? 脸上有没有紧张的表情? 他们的身体看上去怎样? 第二,我会确认在场的每位长者都能同样地看见我并听见我。我会弯下腰、蹲下身子,或是坐在他们身旁,与他们保持眼神的接触。如果某位长者听不清我的讲话,我会问他我能不能靠近他? 然后会对着他的耳朵讲话。第三,对所捕获到的信息,无论来自语言或非语言,包括长者的动作或发出的声音、脸部表情等,我首先都会重复一遍作为回应,表明我确实在听他(她)表达,并且明白他(她)的意思。他(她)是不是在讲笑话? 是不是表示讽刺? 是不是觉得讨厌? 是不是惹恼了别的人? 我还会记下长者的话以便后续跟进。第四,我欣然接受沉默,有时候甚至让沉默持续很久,直到快要让人受不了时才将它打破。

简单地总结下,就是:关注、被看见和被听见、重复、接受沉默。

如果要举一些例子加以生动的描述,我首先想到的是一次在路德庄园日间照护中心的活动室为认知症长者举办的讲故事活动。有几个学生辅导员和我与十来位长者围坐在一起。萝茜是位热心的长者,她每次都在那里很有耐心地等待我们活动的开始。一位辅导员指着一张图片上的人像问大家:"你想让他们午饭的时候吃什么?"

萝茜热情地抢着说:"甜酸南瓜。"

辅导员跟着她的话复述:"是甜酸南瓜吗?"

"是的。"萝茜说。

"好吧。你怎样做这道菜呢?"

于是萝茜开始一步一步地讲述如何做这个她最喜欢的菜。辅导员在本子上记下所有的细节,然后对萝茜复述了一遍。

"我们做的是甜酸炖南瓜,里面放松仁和葡萄干。"

"是的。"

"先把南瓜用油炒一下,然后放进烤箱里烤。"辅导员说着,同时模仿萝茜同样的手势,比画着炒菜锅和烤盘的样子。"放一些番茄酱。"

"不要太多。"她们两个同时说出这句话,萝茜禁不住大笑起来。

辅导员继续说:"这道菜要就着低度的橘子酒吃。"

"对!"萝茜愈加兴奋地说,"是那样的,味道非常好的。"

辅导员每重复一个步骤,萝茜都要确认一下所有细节是不是都说对了。"对,放一点点盐。"她点头道,"啧,啧,太美味了,我都感到肚子饿了!"接着还向大伙儿做了一个鬼脸。

活动结束时,我感谢长者们提供的故事内容以及他们贡献出的创意。萝茜对我说:

"你如果还要别的菜谱,随时打电话给我。"

证明我们在听她说过的每句话这一事实,给了萝茜达到目的的满足感,而不是失望。在千里之外的另一个日照中心的讲故事活动中,认真地倾听则把多琳从焦虑的循环怪圈中带了出来。这个故事发生在先前提到过的纽约曼哈顿上东区的犹太会堂。在那里的一个活动室里,一群长者围坐在一起,多琳也在其中,脸上带着忧虑的神情。她紧锁的眉头和茫然的眼神似乎在询问:"这是怎么回事?我怎么会在这里?"但她嘴里只会发出"巴、巴、巴"的声音。对别人的提问,她也用这个声音来回答。"多琳,你好吗?""巴、巴、巴。"我在心里想,这是什么意思呢?是表示几个音节吗?还是某种我们可以破解的暗号?好像都不是。

讲故事和其他活动的不同之处是,我们把长者带入当下的情景,但告诉他们不必记住任何东西。我和日照中心的负责人伊丽莎白都不时地提醒长者们,他们可以说任何想说的话,我们都会记下来编到故事中去。我们只是要大家一起想想故事的内容。多琳对每个问题都用同样的方式作回答,我重复着她发出的声音,几个"巴"以及其中所包含的担忧、惊讶和幽默。她的声调是上升还是下降?我看着多琳的眼睛复述着她发出的每一个声音。"巴、巴、巴、巴、巴?"我问她。是的,她点点头,眼睛深处闪过一道亮光。

这样过了几周之后,情况开始有变化了。有一次我问大伙儿想给故事中的主人公起个什么名字。

"巴巴巴多琳巴巴巴巴巴。"

所有的人听了都一愣。我向她复述了她说的话。

"巴巴巴多琳巴巴巴巴巴?"

她忽然变得眉开眼笑。是的,就是那个名字。

然后,她慢慢地、小心地说:"巴巴巴我爱你巴巴巴巴巴。"

我抓住她的手,对她重复了一遍,"巴巴巴我爱你巴巴巴巴巴",同样是慢慢地、小心地发出每个音节。

这不是治病,它并没有修复任何正在破坏多琳大脑的生物标志物。但是我们在倾听她,她则给了我们最简单也最丰厚的礼物作为回报。那天在回旅馆的地铁上,我被多琳的话语感动得哭了一路。

并不是所有关于倾听魅力的故事都像多琳那样意义深刻。一次在明尼苏达州的圣保罗市我辅导了一个讲故事活动。那次我准备了一幅挂图,六个坐在轮椅上的长者围坐在挂图前。我开始提问一些平常的、开放式的美妙问题。你们想让他叫什么名字? 你们说他这是在哪里? 有一位长者轻声说了些什么,但由于声音太轻,我无法听清楚。于是我靠近他一些,让他再说一遍。他又说了些什么,但我还是听不懂他的话。不管怎样,我鹦鹉学舌般地跟着说了一遍,他听后露出满脸的笑容,并纠正了我的几个发音。我又复述了一遍,他笑得更起劲了,连连点头称是。我把这些话的发音记了下来,心里琢磨着:这是失语症的表现吗? 还是他自己编的词,或者是另一种不同的语言? 认知症患者往往会退回到只能用母语表达的状态。这是瑞典话吗? 我猛然想起来了,这个照护中心有很多祖籍瑞典的长者。他又说了几个别的词语,每次我都复述给他听,我发现他笑得更厉害了,而且笑声还传染给了其他长者。

我开始有些明白了。

"我是不是在用瑞典话开别人的玩笑?"

他点点头,眼睛里闪着调皮的笑意。

"你们介意吗?"我问长者们。显然没有人生气。

"我也不介意。"我耸耸肩说,"反正我不懂瑞典话。"

再说一个故事。罗杰开始在路德庄园日照中心参加我们的活动时,想考验我们一下:他们真的会重复我说的每句话吗? 那天我们采用的图片确实有些可笑,六个妇女在室外一起做汉堡包。一位辅导员问,"你们说她们在做什么?"有几个声音说,"做汉堡包"。这时罗杰说,"有人在向她们扔厕纸。"

我重复说:"有人在向她们扔厕纸。"

"是的。"罗杰一本正经地说,意思是我说对了。

长者中有些人听了这话有点不高兴。

"咦,怎么回事?"有个女性长者说。我同样也复述了她的话,同时提醒大伙儿,说什么都可以,我们只是在编一个故事。

接下去每次我回顾大家之前说过的内容,都重复罗杰的那句话。

"罗杰说:'有人在向她们扔厕纸。''咦,怎么回事?'薇拉觉得这句话不好听。"

当我在活动结束前最后一次把大家讲的故事内容重复一遍的时候,罗杰打断了我。

"我不想再听这句话了。"他说。

"没关系的,你说什么都可以的。"我说。

"不,把它去掉。"

于是我划掉了那句话,还有薇拉的那句。

我们真心地倾听使罗杰感觉到了他说话的影响力。

真心地倾听使多琳开始表达自己。

真心地倾听给了那位瑞典长者以勇气,他平时在照护中心是不敢那么开玩笑的。

每次我向人说起这个倾听和复述的方法,总有人问我有没有碰到过一些我所不能复述的话。在过去 20 年的实践过程中,我能记起来的只有两次这样的情形。一次是一位长者对着一个正巧路过的照护人员说了一句很不雅的话。或许那位长者当时内心感觉非常无助,所以用这样的话为自己鼓劲;或许她一直以为说这话没什么问题,所以不会感到不安;又或许她大脑中那神奇的控制社交习俗的额叶背叛了她,就像一个原本温文尔雅的人在患了认知症后开始大声骂人那样。总而言之,那是由于一些我们无法了解的原因所产生的。

"对不起,"我说,"我知道我答应过会复述大家说的每一句话,但你刚才的话很伤我的心,我不能重复。你能不能想一个别的词语?"

她仔细地看着我,我又讲了一遍表示歉意和让她换一种说法的话。她当时并没有那样做,然而她很认真地看着我,听着我们把故事讲完。

　　还有一次也是发生在那个曼哈顿的日照中心的事,有一位每个星期二都参加我们讲故事活动的长者在我看来似乎有些神秘。她白色的头发盘在头上,梳理成高雅的样式,插着漂亮的发针;嘴上抹着艳红的唇膏,戴着一副大大的太阳眼镜,显得格外潇洒。但她却很少说话,而且除非不开口,一开口必定是:"让我死吧。"第一次听到的时候,我的心头猛地一紧。她说这话的时候语调平缓、有气无力的样子,听不出伤感,就像是在说自己的名字一样。我看了一眼在边上照护她的志愿者,也是无动于衷。但我却无法让自己复述这句话。我抓住她的手问道,"你要把这句话加到故事中去吗?"她嘴里吐出的还是那几个字:让我死吧。不,我想她不会要把这话加到我们的故事中的。这是她自己心里的故事。

　　我真希望我现在能告诉你,她也像多琳那样换了一句不同的话,可事实上她并没有那样做。她听着我们在讲话,从那副黑颜色的太阳眼镜后面看着我们。也许在大伙儿唱歌和欢笑的时候她也曾振作起精神? 但也许并没有,这只是我的猜测。事后我问自己,如果我当时勇敢地对她复述了那句话会有什么结果呢? 我是不是应该迎合她的情绪,重复她的话,看看是不是做对了呢? 也许我应该给她机会的,让她确认她的答复,让她可以重新做出应答,让她意识到我在倾听。

直到现在我都在为那件事感到遗憾。

　　瑞秋·内奥米·雷门医生提到过"慷慨的倾听"这一说法，说人们会尊重在被关注的时刻所收到的信息。教师们有一种说法叫作"真实的倾听"，当别人讲话时，你要学会在倾听时不设定主观判断，不在脑子里思考如何应答。我在这里把这种举动简单地称为"证明你在倾听"。不管你给它一个什么样的名称，你所要表示的就是要让对方意识到你在用心地倾听，他们发出的信息被接收了，他们所讲的话、所表达的意思以及他们的存在本身都是你所在意的，他们没有被忽视。

＝＝＝给照护者的提示＝＝＝

对居家长者的倾听

如果你在家里照护认知症长者,倾听也许是尝试创意照护的最简单方法。

患有中后期认知症长者通常不能清楚地表达自己的想法,说话有时缺失词语,有时杂乱无章。照护人员在这种情况下往往会置长者的话于不顾,或者要长者重新说一次,而这会使得长者感到自卑,因而陷于沉默。

当长者说了一些你听不清楚或不太明白的话,不要试图要求他们说清楚或予以纠正,而应该试着复述长者的话。重复他们说的话,揣摩他们的意图,学他们说话时的声调,模仿他们的面部表情。问他们你是不是说对了? 那是不是他们想说的话? 那是不是他们心里的意思?

对于不能说话的长者,你可以模仿他们的动作和手势。试想这就像跳交谊舞,不过你要让无法开口表达的长者来领步。

对于尚有表达能力的长者,要给他们机会以重新整理和完善他们的想法和举动。用倾听来鼓励他们,长者就会更努力地和你沟通。

第七章
联结更大的世界

人类生存的自我超越显示了这样一个事实,即人总是朝向、并也被导向自身以外的事和人,以实现某种生命的意义或面对某个他人。一个人在献身一项事业或热爱另一个人的过程中把自身忘却得越多,他的人性就越强,实现的自我也越多。

维克多·弗兰克尔

(《活出生命的意义》一书的作者)

我们在路德庄园日间照护中心为期 10 周的讲故事活动快接近尾声时,我和我的学生辅导员以及中心的工作人员一起开了一个总结会,讨论的内容之一是应该用什么样的形式来留存这些美好的故事,同时也以此感谢长者们的努力。最后大家决定举办一个派对。我们把它安排在最后一次活动结束的时候,这样长者们的家人和照护伙伴也能一起参加。

我们联系到一家慈善机构捐赠的点心食品,然后自己制作了请帖,还把 20 几个故事整理打印后装订成册。有一个学生为故事书设计了漂亮的封面,上面画了一只正在飞翔的彩色蝴蝶。跟随我们活动的摄影师迪克为每位长者照了相,然后把照片印出来分别放在每本故事书的后面作为封底页。他说或许没有人再会为他们拍照了,他要让他们有一张"最新"的漂亮肖像照。

到了派对那天,日间照护中心人头攒动、热闹非凡。等大家到齐后,中心主任贝丝和我分别作了开场讲话,朗读了几个我们和长者们共同创作的故事,然后将故事书分发到每位长者的手中。当贝丝将故事书送给罗杰和他的妻子时,他竟然流下了眼泪。我走过去想知道他心里是怎么想的,他抓住我的胳膊说:

"你知道我为什么这么激动吗?"

"为什么呢,罗杰?"

"因为这是一份珍贵的礼物,"他边抹着眼睛边说,"这太珍贵了。谢谢你,谢谢你!"

我非常理解罗杰此时的心情。其实故事书本身并不昂贵,我们用贝丝办公室的打印机把文字稿打印出来,由长者们自己动手把它们装订成册,然后放上印有彩色蝴蝶的封面和长者照片的封底。但是对长者们来说它却是非常珍贵的,里面的故事、插图和照片都会让人感动,它包含了大家所花费的时间和努力，也包含了体贴和关怀；更重要的是，它寄托了长者们对共同创作的故事的信念、对自身价值的信念。有一位名叫苏珊·沃尔夫的哲学家曾经说过，生命的意义是在我们主观上对于这意义的意识与较为客观的意义相遇时产生的。换句话说，当你和你所在的那部分社会同时珍惜某件事或某件物的时候，那件事或物才是有意义的。那天在日间照护中心小小的庆祝典礼上，长者和他们的家人，还有中心的员工们聚在一起，用手写的标语和捐赠的食品，用摄影师拍的照片和大伙儿复印装订的故事书，共同再次创造了生命的意义。

欢乐和喜悦可以在一瞬之间产生，生命的意义却需要时间来培育。创意关怀是创造生命意义的艺术，因此要贯穿于长者照护的整个过程之中。那么究竟什么是生命的意义呢？我们怎样才能创造意义？它有没有一个标准程序呢？

生命的意义是很多不同人文学科、科学家和圣贤们无数次反省的主题，从神学到哲学，从心理学到康复治疗专业皆是如此。根据美国作业康复治疗协会的说法，作业康复治疗可以"帮助各个年龄段的人促进健康，预防伤害、疾病或失能，或是在这些状况下恢复更多的生活能力，从而使他们尽可能多地享受生活"。这个领域中的研究人员，如摩西·伊基古，他的研究目标是找出哪些活动对生命是有意义的，哪些在心理上是有益的，哪些能带来积极正面的感觉，能刺激释放多巴胺,随之也能带来健康快乐的感觉。正如他所说,一项有意义的活动应该是指那些由个人自己选择、有特定的目标和他人相联结、能够增进心态健康的活动。

心理学家维克多·弗兰克尔认为,寻求生命的意义是人生的中心动力,它不同于其他一些例如对食物和性的追求那种本能动力。弗兰克尔的理论是他亲身经历了纳粹死亡集中营的生活之后的思想结晶。他坚信,在生活的每一刻都不停地寻求生命的意义给了他在集中营存活下来的决心和毅力。按照弗兰克尔的说法,我们可以有三种不同的方式来发现生命的意义:"①通过创立某项工作或从事某种事业;②通过体验某种事情或面对某个人;③通过我们对不可躲避的苦难所采取的态度。"

弗兰克尔正是在纳粹死亡集中营里亲历过不可躲避的苦难。认知症患者以及他们的家人也面对着尽管程度不同但同样不可躲避的挑战,那就是无情的疾病所带来的痛苦,还有经常由治疗和照护系统本身所带来的痛苦。处于不同位置的人在一起共同发挥创意,向外人敞开相互联结的通道,可以为我们带来生活的意义,帮我们解答在生命晚期萦绕于脑际的各种问题,诸如"生命是怎么回事""究竟什么是生命的目的"等。

我个人对生命意义的理解正与弗兰克尔的观点相呼应,它产生于我人生中的一个节点,那就是我所进行的促进衰弱长者表达能力的工作和我作为学者的研究工作结合在了一起。多年来，在我做学术研究时，像罗杰那样的长者的故事清楚地向我表明了生命意义的定义，而且融入了我的思想中。

2009 年，作为威斯康星大学老龄及社区研究中心主任，我有幸和这一领域的一些思想先驱者一起举办了一个智库型研讨会，主题是"如何根本性地改变长期照护系统中高龄长者的活动功能"。在研讨会上，一些国内大型老年服务机构的负责人和专业艺术工作者走到了一起。这些艺术工作者在利用艺术改变社会这方面有着长期、丰富的经验，但很多人却没有为高龄长者工作的经历，所以和老年服务机构的负责人互相分享观点和意见是很有益的。大家都认为，当时为高龄长者设计的活动节目严重低估了他们的能力。但是，什么样的活动才是有意义的呢？经过深入讨论，大家赞同有意义的活动需要具备四项要素：第一，有意义的活动要能够引导长者作出任何形式的自我表达；第二，有意义的活动要有令人愉悦的效果，它可以是智力上的挑战，也可以是传统的娱乐形式；第三，有意义的活动要有目的地将长者与自身以外更大的世界以某种方式相联结；第四，有意义的活动要能对长者本身以及他们所在的社区产生价值。

毋庸置疑，有意义的活动应该按照不同情况和环境作出最合适的选择。

在达成上述四项要素的共识之后,我要求智库团组为此创立一些范本。我从阿尔茨海默病协会的网页上下载了101个为认知症长者设计活动项目的目录,分成几个部分分别交给了几个小组,每个小组由艺术家、高龄服务工作者以及专业学者共同组成,希望他们能在这些活动内容上施展一些"魔法",将我们讨论过的四项要素应用上去,把原来"替餐具分类""折叠餐巾"之类的简单活动修改成一种更有意义的体验。

在当时阿尔茨海默病协会推荐的101项活动中,有一项是"剪优惠券",就是把报纸和杂志上登载的各种优惠券裁剪下来整理好,这是我们在家庭生活中经常做的事情,参加我们研讨会的一位在当地日间照护中心负责安排长者活动的工作人员告诉我,她就曾经组织过这项活动。正是这个活动项目在讨论中激发出一种改进的设想。裁剪优惠券听上去似乎非常枯燥,对有些人来说并没有什么意义,但是对我这样一个在家里主持家务的人来说,最了解其中节俭和传统的乐趣,也知道产生这种根深蒂固习惯的原因所在。

我们将改进后的剪优惠券活动方式带到了一个照护中心,一群长者围坐在一个大圆桌旁,每个人的面前都放着一些新出版的报纸和杂志。工作人员请长者们寻找吸引他们的优惠券,然后分享各自的故事:我选的优惠券是买什么样的产品的? 我用过这种产品吗? 我能不能回忆一下使用这种产品时发生的一些事情？我没有用过这种产品，那是由于好奇心而选中它吗？于是，每个优惠券上的产品都有了一个故事：田园式鸡肉饼，洗衣液，干电池……真是五花八门。

工作人员把长者们所讲述的故事写在一张张彩色纸上，并且把纸片修剪出好看的花边。我们联系到一家超市，和他们的经理协商了活动办法，然后用照护中心的大巴士把坐着轮椅和扶着助行器的长者们送到那里，分成一个个小组由工作人员带进商场，每个人的手里分别拿着优惠券、写着故事的纸片以及透明胶纸。长者们按照优惠券上的内容找到那件产品，把故事和优惠券粘贴到货架上，然后离开商场。这样，那些没有记名的礼品——长者的故事连同优惠券，一起留给了意想不到的顾客。

这个活动创造了什么样的意义呢？如果你像伊基古那样，关心的是如何激活神经系统释放多巴胺，那么这个活动是非常有意思的，因为它具备一定的目标，将长者与他人联结在了一起，而且能够刺激人的心态。如果我们以弗兰克尔的观点来看，长者们参与了一项工作，并且与他人发生了交集。活动的目的性和娱乐性在那个时刻盖过了他们身上的各种疾病和健康状况所造成的影响，这也就是他们对待苦难的态度。我们的智库团队不断地提炼活动所内含的意义，引导长者自我表达，这是通过讲故事来实现的，还通过活动中出现的众多选择来达到这一目的，从选择哪个优惠券到选择哪家商店作为他们礼物的幸运接受者。这个活动很有趣，而且设计周全，它通过把礼物留给陌生的顾客这一做法将长者与更大的世界联结在一起。整个过程创造了价值，包括优惠券的经济价值以及经过投入时间和精力整理出来的故事所体现的人文价值。

我们这个由艺术工作者和专业高龄服务人员组成的智库还改编了其他五六个活动项目。"替餐具分类"变成了模拟晚宴，在两个日间照护中心做了实验，一个在密尔沃基市，另一个在底特律市。长者们根据各自的喜好和文化背景选择一个菜单，设计好请帖，布置好餐桌，参与菜肴的准备和烹制，然后通过网络电话欢迎宾客的到来。"为鸟儿做麦圈串"（用线把麦片圈串起来喂鸟）被开发成分几个段落的项目，其中包括了解当地的鸟类，画鸟的图片，给鸟起名字，分享关于鸟的回忆，创作关于鸟的故事，邀请外面的人参加活动，最后把麦圈串起来，在冬季来临的时候作为给鸟儿的礼物。这些活动所创造的意义在于它们提供了欢乐和情趣，提供了个人表达的机会，提供了与更大的世界联结的机会。总而言之就是创造了价值。

我们的"时光流转"创意关怀训练班，把创作和改编日常活动项目作为工作内容之一，近几年来所产生的有意义项目令我感到惊讶。有一个在亚利桑那州坦佩市的训练小组把"喂鸭子"活动推广成为了一个全市性、多方位、吸引各个年龄段的人群参与的"鸭子节"。而且，有些活动的参考指南还适用于家庭这样的安静环境。有一位女士告诉我们，她设计了一个折叠床单的游戏，让她患有失智症的丈夫帮她折叠刚刚洗干净的床单，每折叠一下两个人就靠近一步，到最后折叠完，两个人就拥抱一下。另一个培训班的一位年轻女学生讲了这样一个故事：她经常去探望一位有严重认知障碍的邻居，这位邻居每个月都会收到生活在外地的女儿寄来的一箱水果。这个年轻人萌发出一个想法，要和邻居一起用一个有意义的方式向她的女儿表达谢意。她们拿着不同的水果闻着味道，仔细看着水果的样子，然后在女儿随水果寄来的明信片背面写下几句描写水果的诗，再把明信片寄给她女儿，作为对她的礼物的回报。

　　"积极心理学"的研究告诉我们，利他主义的行为会使人获得良好的感受。志愿为他人做事、和他人分享自己的专长、对他人表示一些微不足道的友善举动，所有这些都有益于身心健康。但是，在太多的情形下那些衰弱和失能的长者都被想象成无法为他人付出的人；大多情形下照护关系被表现为一方是空瓶子——长者，另一方是盛满水的瓶子——照护者，照护者不断将自己瓶子里的水灌入长者的瓶子中，直到有一天自己也成为一只空瓶子。这是一种奇怪而又习以为常的观念，这种错误观念忽略了被照护者的需求和能力，也忽略了这样一个事实：长者渴望与自身以外的世界相联结,并对其作出回应。

高龄和衰弱会使人变得内向;失去家人和朋友会使人宁可生活在回忆之中,而不去努力寻求新的人际关系。高龄、认知障碍、独处等因素引发的自卑感,会形成一个障碍区、一堵无形而厚实的墙,把旁人挡在外面,迫使他们避而远之。心里的内疚和无所适从、不知该如何向外界沟通的心态亦是如此。创意关怀就是要设法破除这堵墙,引导长者走上创造生活意义的道路。我们知道,当你试图这样做的时候,对方也许会说不,也许会拒绝你的好意。应该承认,说不也是长者的一种选择。但是我们不能因此而放弃,应该尝试用不同的方法将长者引向其自身以外的世界,并思考哪些是长者能够与世界分享的礼物。它也许是一张洗衣液的优惠券,也许是一串可以让那只在冬天的野地里寻食、名叫丹丝的麻雀分享的麦片圈,也许是一首三个词语的关于甜瓜的短诗,又也许是一个持续几天、全市范围的"鸭子节"。无论是什么样的礼物,它都是具有价值的,是很珍贵的,就像在那个简单的庆祝会上我们把自己装订的故事书与长者和他们家人分享时,罗杰所感觉到的那样。

===给照护者的提示===

在居家环境中与更大的世界相联结

本书的这一部分内容描述了许多事例，这些都可以让居家养老的长者试着去做。我在这里再罗列一些活动内容，其中的技巧和细节可以用来引导长者与外面的世界相联结。

你家院子里有花和其他植物吗？

照护伙伴与长者一起剪下花朵和好看的植物枝叶，作为礼物送给邻居、附近的照护中心或其他机构。

你的认知症家人能够大声朗读吗？

照护伙伴可以安排长者为孩子们朗读。

认知症长者或者照护伙伴会不会演奏一种乐器？

你们可以一起准备一个故事，或一首诗，边朗读边配上自己演奏的音乐，录音后送给家人和朋友。或者一起弹唱一首歌曲，把它录下来送人。现在的智能手机是一个神奇的工具，可以帮助你完成这项活动。

你家里的认知症长者最喜欢的菜肴有哪些？

照护伙伴可以与长者一起烹制菜肴，并把配方和做法写下来,配上照片,做成一个家庭菜谱,分享给家人和朋友。

你家里有没有旧的或坏的器物?

照护伙伴可以和长者一起为每件器物写一段文字或故事,摆放成一个小型博物馆,然后邀请邻居们来参观,而器物和故事可以作为礼物送给大家。

以上这些设想要求考虑一下你和长者所具有的技能,用新的眼光搜寻一下家里的物品。他们也要求你不要害羞和犹豫,敞开心怀向邻居、家人和朋友展示长者各种形式的自我表达。你这样做对他们其实也是有益的,因为那是在告诉他们:认知症是生命的一部分,认知症长者或其他衰弱的高龄长者也是可以热爱和关怀他人的。

第八章
向疑惑敞开心扉

当我们对某件事情不太确定的时候,就会产生疑惑,往往会说"我想知道……"。亚里士多德、阿奎那等早期思想家们[10]早就为疑惑下了定义:疑惑是一种积极的动力,它使人走向好奇,进而寻求对某种构思或奥秘的答案。一个人处于疑惑状态时,就好像在行进中突然发现脚下的路伸展到了尽头,你触及到所拥有的知识极限,会激发起一种通过提问、学习和提升来超越这种极限的热情。

在创意关怀过程中,你可以在一个可怕的病情诊断、一个喜悦的微笑等诸多截然不同的情形中发现疑惑。当一个长者的病历记录载明其大脑的认知能力日益下降,而他却能够显示出超乎意料的奇妙力量,比如讲了一个笑话,做了一个巧妙的比喻,或者低头做了一个手臂在身前划过、类似邀请女士跳舞的高雅动作,都会使你为之一怔,这时你心里就会产生疑惑。疑惑还会给我们带来一个最难说出口的问题,这个问题曾经由无数个伤心的配偶、家人和朋友发出过："他还记得我吗？""她还认得我是谁吗？"

对疑惑敞开心扉就是所有这些问题的解决方案。疑惑使我们对性格特征、脑部扫描、病情阶段等产生怀疑，把我们推入一个好奇的境地，想象着有意义的自我表达以及和旁人沟通和联结的可能性。我在过去20多年为严重认知障碍的长者工作的过程中，经历过无数次被一个不曾预料的回答弄得目瞪口呆的情形，也体验过无数次由此产生的强大情感联结的冲击。这本书中所有的事例或多或少地反映了这种体验。我在这里还要分享三个特别的故事，希望展示出放开胸怀对待疑惑带给我们的回报。

第一个故事是具有开创精神和高度远见意识的舞蹈编导家丽兹讲给我听的，这故事后来编进了她的散文集《朝着地平线去远足》。事情发生在丽兹的叔叔生命快要走到尽头的时候，全家人都在医院里宽慰她那心力憔悴的婶婶。叔叔已经进入昏迷状态，大家围在他的病床边上等候着那一刻的到来。忽然，病人的手臂发生了严重的痉挛，不停地挥动起来。丽兹的婶婶赶紧要求护士设法让叔叔舞动着的双臂停顿下来。护士告诉她有一个办法是服用镇静剂，但那就意味着叔叔将不再有可能感觉到身边亲人的存在，断绝了和他们的全部联结。这时在一旁的丽兹问婶婶能不能让她来试试。那一刻她心里产生的疑惑是：叔叔在生命的最后时刻这样舞动手臂,是什么意思呢? 这仅仅是毫无意义的身体痉挛,还是有更多的含义在里面? 如果她随着叔叔的手臂一起舞动,会产生什么效果呢? 婶婶同意让丽兹试试,于是丽兹把叔叔的手握在自己的手里,随着叔叔的手臂一起舞动起来。"我只是跟随着他的动作,感觉上这并不像是痉挛。叔叔的手臂一点儿也不紧张,而是在空中轻轻地摆动。"丽兹后来在书中写道。看到这情形,丽兹的婶婶说让她也来试试。叔叔的最后时刻就这样发生了转变,从药物镇静变成了一种内心的表达。"我见到叔叔最后的形象是他和婶婶的共舞。"他们就这样和叔叔一起度过了他生命的最后两天。他在多大程度上能感觉到这些呢? 大家并不确定。但是向疑惑敞开心扉,为他们制造了产生联结和意义的机会。

有一次,我应邀在明尼苏达州圣保罗市示范如何辅导长者讲创意故事。主会场有 150 多位前来参加讲座的观众,而我则被主办方安排在另外一个单独的活动室实地辅导一群长者讲故事,同时用摄影机将现场实况传送到主会场让那里的与会者观看。活动室里那些长者都是第一次参加这样的活动,之前都没有见过我,所以开始的时候气氛不太活跃。但过了不久,大伙儿似乎掌握了讲故事的节奏,开始分享一些可爱的回答,活动室里充满了笑声。活动结束我回到主会场进入开放式提问环节,有一位女士问我:"你是怎样挑选出刚才那些参加讲故事活动的长者的?"我正想说这些是主办方请来的长者,主办方一位负责安排这项活动的工作人员插话说,"我能回答她的问题吗?"

"当然可以。"我说。

"我们是用抽签的办法挑选的。"她对问话的女士说。

但这位工作人员事后对我解释说,她其实是故意挑选一些她原本以为不会对提问作出任何回应的长者参加我的讲故事活动的。后来看到他们都出乎意料地放开自己、对我的提问作了很好的表达,她感到有些害臊,所以才对人说是抽签决定的。

这件事情说明,你根本没有办法预料长者会不会在你的耐心引导下放开自己的想象力。即使是现在,在经历了多年的创意活动的辅导之后,当我走进一个照护中心时,我还是感觉我带来的最有价值的东西是疑惑,因为我对长者信息的一无所知,我不知道他们的病情诊断,不知道他们服用哪些药,不知道他们的照护计划。我所有的只能是疑惑,只能带着疑惑走进长者的世界。

还有一个故事发生在密尔沃基市的一个日间照护中心举行的"时光流转"长者活动,这个故事捕捉到了双方的疑惑心态,结果好奇心超越了我们认知的极限。有位威尔逊先生是平时很少开口说话的长者,虽然他的眼睛一直看着我们,但眼神显得空洞洞的。他的头发接近全白,体型显得与众不同,肩膀宽而厚实。他每次都会参加我们周二下午的活动。

伊莱恩是我们派往那个照护中心的培训师,她和那里的工作人员一起组织和辅导长者们的活动。她对威尔逊先生的状况感到很迷惑:他听得见我们说话吗? 他能明白我们的意思吗? 虽然我每周都见到他,但他能认得我吗? 他能认得这里的工作人员希拉吗? 她可是每周都和他见面的。

那天我也去那里观看了长者活动。与每次活动时一样,伊莱恩会先说一段开场白表示欢迎,然后用"美妙的问题"启动一小时的创意课程。

"你们能教我们一小时候玩的游戏吗?"那天伊莱恩是这样开头的。

长者们对这个问题似乎觉得有点出乎意料,困惑不解地看着我们。

希拉又把问题解释了一遍:"想一想你们在小时候玩过什么游戏? 能不能教给我们呢?"

伊莱恩去那个照护中心工作已经有一年多时间了,她培训希拉如何辅导长者的活动。她俩配合默契,也很了解长者,知道什么时候需要做多一点的解释和鼓励。我很欣赏她俩的合作。

有一位婆婆开口说:"游泳。"

"你能做给我看你是怎样游泳的吗?"伊莱恩问道,同时用手臂比画了一下,示意长者做一下游泳的动作。

那位婆婆真的做了,她把两只手臂向前伸直,然后慢慢向两边划动,像是蛙泳的样子。她动作的幅度相当大,最后还将两只手掌合在一起向前伸出,作出跳水的样子。希拉赶紧跑过去扶住她,生怕她真的往前跳,那样会跌倒在地上的。

"哇!"伊莱恩惊呼道,"水很浅,不能跳的。"长者们都笑了起来。

另一位长者用拐杖在地上划了一个圈,然后做出打玻璃弹子的动作。

还有一位长者指挥我们做"鸭、鸭、鹅"的游戏,让希拉和我绕着大家的轮椅围成的圈子跑步。

帕尔是一位瘦小的女士,坐在轮椅上,眼睛里闪着兴奋的光芒。当伊莱恩问她可以教我们什么游戏时,她说,"荡秋千。"

"你要不要做给我们看呢?"

帕尔先把两只手臂往后伸,再慢慢往前摆,然后再往后、再往前,有节奏地摆动着。虽然动作幅度不大,但我们都可以体会到坐在秋千上的感觉。接着其他长者也都纷纷参与进来,大家伸出手臂向后、向前,用相同的节奏摆动着。

"高一点。"有个辅导员调皮地喊道。

于是大家的手臂就抬得更高一些,房间里听到一片"刷刷刷"的衣服摩擦声。

我们就这样缓缓地荡着秋千。

等大家荡完秋千,伊莱恩转向威尔逊先生,问道:

"威尔逊先生,你有什么游戏可以教我们呢?"

威尔逊瞪着眼睛看着她,好像是在思考她这句话的含义,又好像是要她把注意力集中到自己身上。伊莱恩和希拉不确定他是否能够回答,也不确定他是否理解她的问题。她们静静地看着他,等待着他的反应。

只见威尔逊先生伸出一只手,慢慢地上下移动着,好像是在拍一个篮球。接着,他用双手拿住那个想象中的球,做了一个跳投的动作! 站在房间另一侧的辅导员布鲁斯也一直在看着他,这时赶紧做了一个接住篮板球的动作,接着把想象中的球又传回给威尔逊先生。威尔逊先生接住了球,再次扔给布鲁斯。他们就这样不停地传球、接球,接球、传球,一直持续了好几分钟。当其他长者们继续回顾各自的游戏时,威尔逊先生和布鲁斯一直在玩着他们的篮球游戏。

"他认得我是谁吗?"

我们并不知道这个问题的答案。我们也不可能知道。向疑惑敞开心扉,承认我们的局限性,就是要承认这一点。清晰明了的瞬间可以在毫无期盼的时刻随时闪现。威尔逊先生也许不会做出任何应答,也许他想象着接住布鲁斯的篮板球后投出一个三分球。我们不可能知道下一刻他会做出何种反应。关键是,如果我们不将认知症长者视为完整的人,不认为他们具有做出有意义反应的能力,那么我们也就没有做到真正的人性化。为了赋予爱和人道,我们要尽可能地创造条件让长者能够表达自我。布鲁斯接住威尔逊先生的篮板球又传回给他，不仅仅是在传递"是的，没错"的信号，而且还接受了那一时刻产生的疑惑。在好奇心的驱使下，他试着用不同的方式传球；也是在好奇心的驱使下，他和威尔逊先生一起用想象中的球玩着想象中的游戏。威尔逊先生会记得这个时刻吗？我们不得而知。但是伊莱恩、希拉，还有布鲁斯，他们会记得，他们会为威尔逊先生保持这段记忆，还会引导他再次进入这样的境界。

＝＝＝给照护者的提示＝＝＝

居家环境中如何对疑惑敞开心扉

我们可以把疑惑分成两种不同的类型。一种是针对我们根本不可能知道的东西，而我们却还是提出这样或那样的问题以期得到一些自我安慰。这类问题可以像下面这样的：

这种认知障碍/老龄症状会发展得很快吗？还是会比较缓慢？

我们还有多少时间？

如果我们先前不那么做，情况是不是不会像现在这样？

这样的状况将来会发生在我身上吗？

这是由什么原因引起的呢？

⋯⋯

对这些疑惑敞开心扉，就意味着你必须承认，这些问题是没有答案的。

你可以试着将你心头的问题写在一张纸上，尽量写得清楚、整齐，然后将纸片放进一个信封里，不写地址，也不贴邮票，直接扔到邮筒里，心里对这信封和信封里的问题说一声：别了！

第二种是针对我们感到好奇的东西，那就让这好奇心点

燃我们的兴趣,带给我们和长者方向,增强我们的能量。下面的例子是一些美妙的问题,你可以使之在长者的日常生活中擦出火花:

刚才发生了什么事?

这是从哪里来的?

如果我把这个东西颠倒过来会怎样?

如果我倒着做会怎样?

如果我动作快一些会怎样?动作慢一些又会怎样?

如果我把这个做大一些会怎样?做小一些又会怎样?

实际上,艺术工作者们知道很多类似的提问,它们被用来推动创作的进程。

第九章

在生活中培育惊叹的时刻

——对以上各章的总结

在我大约十岁的时候,我父母用我家那辆小小的绿颜色汽车载着我和弟弟从威斯康星州南部平坦、肥沃的黑土地出发,沿着朝西南方向的公路一直驶向科罗拉多州树林茂密、到处是悬崖峭壁的崇山峻岭。这是我第一次见到大山,也是我人生记忆中第一次感受到惊叹。父亲开着车转过一个弯,一片令人窒息的壮观景象突然展现在我们眼前:广阔无垠的天空之下,山石、大树、峡谷和溪水组成了各式各样变化无穷的壮丽图案。我母亲惊呼道:"哇,多么宏伟的景观呀!"她的这句话立刻成为我们全家的流行语,我们用它来赞叹以后行程中的所有景观,从怀俄明州一直到蒙大拿州。回到中西部平原后,我学会了对着绵延起伏的玉米地尽头忽隐忽现的地平线发出惊叹:"看,多么宏伟的景观呀!"直到现在,我还经常对自己的孩子们这样说。当我们穿过圣克鲁瓦河进入明尼阿波利斯的时候；当我们坐在我父母小屋前的露台上、看着夏天紫红色的落日的时候，我都会这么感叹。秋天的时候从我们家的起居室窗户向外看，是长长的一排枫树组成的金黄色和红色交相辉映的图画，我也会这么说，"看，多么宏伟的景观呀！"

　　"真令人惊叹！"现在的人们似乎喜欢用"惊叹"这个词，就好像从前的人喜欢说"酷"（cool）一样。说的人多了，惊叹这个词会失去其魅力，但我们不能忘记对其本质的理解。我认为，惊叹是指导人们如何生活、如何建立与世界之间有价值联系的基本要素，惊叹是通往生命意义的入口。惊叹的感觉可以分为两个方面：对巨大和宏伟的一种直觉，以及对我们心中原有的参照系的挑战。惊叹最基本的概念是指对人的内心触动。关于惊叹这一心理活动的研究刚刚开始形成一个特有的领域，我们还有许多问题需要探索，尤其是关于消极的惊叹体验（如飓风或其他大规模的自然灾难）与积极的惊叹体验对人的影响上的区别。目前的研究表明，积极的惊叹感觉可以减少精神压力，有益于增加心理健康。当我们面对一个比我们自身庞大的形象，会觉得自己比较渺小，这有利于提升我们共享人性的意识。我们在那一时刻会产生对他人更加谦逊和友善的心态，会用崭新的、愿意分享的眼光看待其他比较脆弱的同胞。保罗·皮弗2015年在研究中发现,一个小小的惊叹甚至可以使人的生活满意度得到短暂的提高。这个发现印证了在日常生活中培育惊叹感觉的重要性及其作用。

我们通常可以有三种途径获得惊叹的体验:大自然、精神活动,以及各种形式的艺术活动。我们会被一首交响乐曲的力量所震撼,也会在一个音乐会现场感受到能量的冲击;加入合唱会让人立刻感觉到众人的声音合在一起发出一个音符时所产生的巨大能量。我和先生开始约会时,常常会去附近的现代艺术博物馆。我们坐在抽象主义画家杰克逊·波洛克的巨幅作品前面的椅子上久久地凝视着那幅画,体会着上面的每一种图案和色彩,试图融入画布上充满活力的世界中。

早年的这些"宏伟景观"的体验让我上了瘾,其结果是我去了科罗拉多州上大学。毕业回到中西部之后这么多年来,我几乎每天都要去密西根湖边"朝圣"那宽广的湖面和天空。那条望不到尽头的水平线,每天都在变化着,它的颜色、它的氛围、它的力量,似乎都与前一天不同,而且完全不在乎我个人心中的烦恼。每天那个时候,当我拐过一个蜿蜒着绵延逶迤的小路跑向湖边时,头脑中的"今日待办"清单消失了,心里的担忧也不见了。惊叹的力量可以使我慌乱的内心世界安静下来,重新排序,找出轻重缓急。面对广阔的空间,无限的时间和浩瀚的精神世界,我真的成了研究人员所说的那种

"小自我"。

　　经过 25 年在高龄长者中促进创意关怀的努力,我形成了这样一种信念:惊叹可以由第四种途径得到体验。除了自然界、精神活动和艺术活动之外,我们还可以通过与他人深邃无底的内心世界进行沟通和联结获得惊叹。有些人把这些等同于精神活动,还有人认为精神活动涵盖了惊叹的所有要素,自然界和艺术活动只是通往精神活动的途径。但是我讨论这个问题的目的,是要说明我们在日常生活中可以切实体验到惊叹的途径,并促使更多人循着这些途径去体验惊叹。完成这项任务的基础条件是要放开自己,不设前提地去认同他人的内心,并和其发生深入的交集。

　　前面几个章节所描述的创意关怀的各个关键点——"是的,没错",美妙的问题,证明倾听,联结更大的世界,向疑惑敞开心扉,所有这些,都会积聚成一种惊叹的体验。

　　我所经历的最强烈的惊叹感受之一,就发生在大自然、艺术,以及人内心深度联结这些元素的交汇点。这是关于一位名叫吉姆的长者的故事。吉姆是一个内心很难被触及的认知症长者,因为他完全失去了说话的能力。最初我对是否能和他沟通并没有抱很大信心,但之后这颗不确定的心所收获的却是对吉姆创造的美所产生的惊叹。这使我重新反省了对认知障碍患者所拥有的能力的看法。我要在这里叙述吉姆的故事,作为对惊叹的一个说明。故事的内容来自我的记忆和一些视频,它们都经过吉姆妻子弗兰的认可。

那是 2013 年冬天一个没有太阳的日子,我们共有五个人聚集在吉姆家的厨房里:我、主人吉姆和弗兰夫妇、照护伙伴安娜,以及安娜的经理凯蒂。我们围着一张圆桌站着,一只小花猫好奇的在十条腿之间钻来钻去。厨房里有两张椅子,但出于礼貌大家都没有坐。弗兰热情地招呼我们喝茶,我能闻到茶水中甘菊和薰衣草的香味。

大伙儿都看着我,请我为当天的讨论致开场词。

"我今天来主要是介绍自己和你们认识,还要向你们了解一下吉姆的情况。"我心里希望能把大家的注意力从我身上转向集体讨论。"我正在参与的项目叫作'密尔沃基群岛',项目的目的是要把创意带给居住在家里、和外界社区联系不多的长者。"

项目的幕后班子事先为我精心准备了一套讲稿,避免使用"孤独""隔绝"这些令人不舒服的词语。

吉姆高高瘦瘦的,戴着一顶边檐微微上翘的帆布帽子。他不停地朝厨房四周张望着,却不愿和我的目光对视。他表现得很好动又不听话,好像刚刚爬山回来一样,身上的肌肉微微颤抖着,似乎渴望再做一些运动,两只脚一会儿往前走一步,一会儿往后退一步,一会儿又往边上跨一步。吉姆有七十五六岁的年纪,过去曾在一所大学教授《环境哲学》,与自然界有着身体上、精神上和心理上的广泛联系,虽然现在已经被认知症剥夺了说话的能力，但仍然通过不停的活动保持与自然界的充分接触。弗兰跟不上他每天步行十多公里的节奏，只得雇请一位照护伙伴跟着他。

要对疑惑打开心扉，好奇是尊重人的表现。

我环顾了一下厨房，看到洗碗池旁边的台面上放着一块案板和一把红色的小切菜刀，案板上有切成小块的绿花菜和红椒，分别堆成一堆。

"吉姆喜欢切割东西，按照颜色和形状把它们堆放好。我把他当作一个艺术家。"弗兰说。

在炉灶旁边的柜子台面上，摆放着十几片漂流木，看得出是经过仔细挑选的。

"吉姆喜欢在湖边散步，"弗兰解释说，"他会把一些被水冲到湖滩上、好看的小木片捡回来给我看，我们还给它们起了名字。看，这一块叫猫咪。"

是哦，这片漂流木有一头的形状真的很像一只猫，我能看出猫的耳朵、鼻子和眼睛。

"这一个是鲸鱼。"弗兰又拿起一块木片说。它隆起的边缘很像一头鲸鱼。

是的，没错——观察、接受、再给予积极的回应。

"我想问你一个问题，吉姆，"我对吉姆说，"我知道你喜欢在湖边散步，你能不能做样子告诉我水是怎样流动的？"

问一个美妙的问题。

我能感觉到大家都安静了下来。他能回答这个问题吗？一个恰当的问题可以打开共享世界的门，而一个错误的问题则会把这门关上。我想着怎样把我的问题换一个说法。

"水是怎样流动的？你能做样子给我看吗？"

吉姆忽然转身走到放着漂流木的柜子前，从台面上捡起一片木头，用手使劲擦了擦，握着它向侧面缓缓伸出手臂，然后停在那里，一动不动。我在心里嘀咕，他这是怎么了？我要不要打断他？要不要换另外一个问题？

不要担心沉默和静止不动。

接着，吉姆的手臂开始缓缓地按着波浪的形状起伏摆动，那片木头也在他手上作波浪形的飘动。他的动作就像是在跳舞！我被他的举动惊呆了，转脸看了一下弗兰，她的眼睛和嘴巴也因为惊叹而张得大大的。"我能把这拍个视频吗？"我轻声问，她点点头表示同意。我取出手机，按下了录像键。我们四个人都往后退了一步靠墙站着，尽量腾出多一点的地方让吉姆继续着他的舞蹈。

只见他的手臂来回不停地像波浪一样舞动着，手中的木片在空中飘浮起来，从一手传到另一手，好似在平静而又充满变化的水面上游弋，缓缓地从相对静止的湖中央向水波翻滚的岸边靠拢。

漂流木结束了它的旅程后，吉姆小心地把它放回到原先的柜子上面，又捡起另外一片，举到我们面前让我们看，好像是在向我们介绍他的一件艺术品,然后用手擦了擦,既像是要把它擦干净,又像是在显示它的美丽。接着他举着这块木片又开始了独特的水面上的舞蹈。

对疑惑打开心扉。

这一切意味着什么? 我们需要回答这个问题吗? 吉姆优雅的舞姿和有力的动作令人叹为观止,他用两个手臂交替举着漂流木舞动,把能量从一个手臂传递到另一个手臂;身体的重心从左边转到右边,又从右边转到左边。刹那间,他似乎不再是一个"失能者",而我们也不是到这里来讨论他的照护事宜的。他成了一个熟练的木偶剧演员,一个舞蹈家,一个艺术家。将近 20 分钟时间过去了,他的四位观众一直张着嘴、瞪着眼睛看着他展示每一片木头在湖面上漂流。

等他把最后一个木片放回到柜子上,我们都长长地舒了一口气。

"这真是太漂亮了! 吉姆,谢谢你送给我们的礼物。"我对他说。

但他却又回到了先前的模样,茫然地望着我们身后的空间。

联结更大的世界。

我问道:"吉姆,我想把录像分享给一些艺术工作者,可以吗?"

他没有看我,眼光仍旧停留在我的身后。

"哦,可以的。"弗兰代他回答道。

几个月以后,我又来到吉姆的家,这次和我一起来的还有两位艺术家,他们看了我带回去的录像,根据自己的理解把它改编成了一个完整的舞蹈节目。这个时候,吉姆已经搬进了附近的一个照护中心,正在适应那里的生活。同样,弗兰也开始了新的生活模式,夜里终于可以睡个安稳觉了。我问她要不要看看新创作的舞蹈,她回答说当然要的,还热情地安排我们在她家的后院进行表演。那个后院就是吉姆曾经在那里种花养草几十年的地方。

那天天气相当好,正值风和日丽的初夏时节,是中西部地区最美好的季节,站在阳光下心里会涌起一年中第一次穿短袖衣服时的那种兴奋感。詹姆斯和丽贝卡,两位索杰剧团的艺术家,手里各拿着一片漂流木,在花园里找了一块空地准备表演。居家照护机构的凯蒂和安娜坐在我的边上,还有剧团总监莫琳和另一位艺术家丽兹,一起陪着弗兰做观众。

我留意着弗兰观看詹姆斯和丽贝卡跳舞时的神情。舞蹈设计清晰地表明是模仿她丈夫上一次所做的动作,弗兰边看边轻声呼叫着,呵,太美了。舞蹈家们表演结束后,我问弗兰有没有什么地方需要修改的? 又问她要不要和他们一起跳? 起初弗兰有些犹豫,但当詹姆斯和丽贝卡开始再一次的表演时,弗兰情不自禁地站起来走到他们边上,跟着他们的姿势和节奏,其实就是跟着吉姆的姿势和节奏舞动起来。

我们为舞蹈准备了录像和照片，我把它们给了弗兰，让她带给吉姆看。我还打算把它们推荐给密尔沃基市市政大楼里的艺术展览厅。我问弗兰想给舞蹈起个什么名字，她想了一会儿说："吉姆的爱之舞。"

几年之后有一次我在一个相仿的天气里又遇见弗兰，我邀请她坐下来和我聊聊。这时，吉姆仍然住在照护中心，弗兰每天去看望他，还经常带着亲戚和朋友们一起去。吉姆的故事对我产生了非常大的影响，我想知道弗兰对这件事的看法：为什么吉姆那天会有那样的反应？那一切又是怎么会发生的？

"说起那天发生的事情，我想他是对你身上的某些东西作出的反应，虽然他不认识你。我的意思是因为你的身份和从事的职业显示出一种感染力，使他打开了心扉。我从来没有见过他那个样子，我们结婚53年了，我从来没有见过他像那天那样。"

她停了一下，想了想又接着说："你那天可以说是在深度地聆听，我想那就是为什么吉姆会有那种反应。我能从他脸上的表情看出来，他对某些东西有了感觉。如果他感觉到你确确实实想倾听他的表达，到了一定程度他就会有所反应。"

证明你在倾听。

"即使你不说话，"弗兰说，"你不用说话也可以显示出在倾听的。"

弗兰说得很对。这让我想起我母亲的一件事。我母亲刚开始有认知症症状时，我的一个朋友知道我在写这本书，就鼓励我邀请母亲和我一起写作。我母亲答应了，但她希望我用电子邮件向她提出一些问题，然后她来思考这些问题的答案。于是有一天我发给她一个关于惊叹的问题。

"什么是惊叹？什么时候可以感觉到惊叹？"我在邮件中写道。

母亲很快就回复了我，这次没有像往常那样因为头脑受到干扰而停滞不动，也没有在中途忘记该写什么：

惊叹是一个人遇到某种绝妙的或意想不到的事情时候发生的。它可以是在你看到自己刚出生的孩子或孙子孙女的时候；当我去年看到本（她的外孙，我的大儿子）长得那么高的时候；当看到有人对你那么好，就像你爸爸对我那样悉心照顾你的时候，这些时候就会产生惊叹的感觉。惊叹也可以在大自然的一种壮丽景象发生的时候产生，比如漂亮的日出或日落，又比如我早晨起床看到窗外美丽的卡塔利娜山脉的时候。我看到亨利（她的孙子）在表演话剧《汉密尔顿》的时候感到惊叹；看到威尔（我的小儿子）对着你笑的时候也感到惊叹。甚至我在找到一件合身称心的外套时也会感到惊叹，就像我现在穿的这件新的红色上衣。

　　我是给母亲发的邮件，但父亲看了以后也给我写了一段话。我父亲是一个典型的无神论者，对所有带有宗教色彩的东西都表示怀疑；然而他会让他的孩子们明白大自然的魅力和秀美，也会在听到动人的音乐或读到优秀的诗文时因感动而落泪。父亲是这样写的：

　　惊叹？我不太使用这个词语，但仔细想来，它倒确实是我偶尔会产生的那种感觉。当年你打电话告诉我们你获得了麦克阿瑟奖的时候我就有种惊叹的感觉。每当大自然发生让我们人类感到自我渺小的飓风、龙卷风、山林大火的时候，我也会有惊叹的感觉。惊叹不光是面对美丽的事物会发生，可怕的事物也会引起惊叹。所以我想我对自然界不可捉摸的威力都会产生惊叹的感觉，有时是好的事物，有时是坏的事物，比如寒冷冬天的夜里下的一场美丽的大雪。

　　我心想，也许还包括在照护认知症患者过程中发生的情感飓风。我可以想象出这样一幅画面：几年之后，父亲正在帮母亲穿上那件她最喜欢的红色外套。我将带着感激和宽慰的心情看着父亲以无比巨大的能量照护着母亲。
　　研究人员在惊叹的体验中发现了利他主义冲动的成分，这种利他主义不应该仅仅只在由于巨大的悲剧性事件所激发出来的惊叹中存在吧？在休斯顿、佛罗里达、波多黎各等地方发生灾难性飓风的时候,有关救灾过程中英雄人物的新闻故事会不断地传播。但是照护高龄长者的英雄们却大多没有引起人们的注意。

惊叹给我们带来相似的共同体验,这种体验和宏大的事物相关联,也激发我们重新思考原有的认知。惊叹通过强烈的谦卑与归属感,以及通过由疑惑所引发的学习和成长,使我们朝着有意义的方向发展。我们可以应用创意关怀的要素来吸引他人进入共同的惊叹体验,从而改变相互间的关系,改变我们的生活。我们还可以应用这些要素将整个社区和整个照护体系带入共同的惊叹体验,以改变我们提供照护的方式,改变我们所在的社区和高龄长者、与失能人群、与他们的照护伙伴之间的联结方式。

在本书的下一个部分,我会讲述一些我参与或观察到的社区建设项目的故事。这些项目所做的就是上面所说的改变,目的是在我们所爱的、所关心的人们的日常生活中注入意义。我的期望是,如果有足够多的人学会创意关怀的技巧,它就会像洪水一样涌入照护体系,从而改变我们对照护的理解,改变提供照护的方式。

＝＝＝给照护者的提示＝＝＝

在居家环境中培育惊叹的时刻

惊叹是一种对于宏大规模的体验，它吸引我们重新思考我们的认知。惊叹可以由我们和大自然、创作和艺术、精神活动以及与他人的联结所引发。

在居家环境中培育惊叹时刻的第一步是先问一下你自己、你的家人和你的朋友："什么东西会使你感到惊叹？"把答案列成清单，然后试着培育惊叹的感受。

我举例最常见的答案：

- 日落
- 日出
- 突如其来的雷雨
- 婴儿
- 孙子、孙女
- 动听的音乐

或许你不可能直接体验到所有这些，但可以试试通过艺术的形式来体验。

1. 画一个日出或日落的图，思考一下然后写下能体现你的感觉的词语。

2. 想象天上正下着雷雨,模仿雷雨的声音,然后分享一个关于雷雨的经历。

3. 为每个孙子和孙女准备一页纸,中间贴上他们各自的照片,或是画一个简单的肖像,周围写上关于他们的词语,再加上你对他们的希望和祝愿。然后把这些纸装订成小册子,有机会就和他们一起分享。

4. 一起听一段动人的音乐,或选择能够一起哼唱的歌曲。

艺术家们知道,当规模感和期望感合在一起的时候,可以制造出惊叹的感觉。在华盛顿特区的伦威克画廊举办的"疑惑"展览上,有一个房间里摆满了一堆堆成千上万个衣服纽扣;在另一个房间里悬挂着截成一段段的一棵大树;在第三个房间中,无数昆虫被按图形放置在墙上当作壁纸装饰。下面这些问题可以帮助你激发起惊叹的感觉:

- 如果你收集和摆放一千个日常用品,比如回形针、小石子,会有怎样的感觉?
- 如果你把宏大的物体做成一个小小的模型,会有什么感觉?
- 如果你把日常琐事变成一个特别的、出其不意的事件,会有什么感觉?
- 如果你去到使你感觉自身很小的地方,比如树林、海滩,会怎样?

　　● 如果你看到使你感觉自身很高大的东西,比如一群蚂蚁,又会怎样?

第三部分

用创意改变照护关怀

第十章

珀 涅 罗 珀

——守护家园的英雄

　　我展示万宝路骑士的图片引导认知症长者创作故事的魔幻时刻是发生在 1996 年春天,距离现在已经比较久远了。从那之后,我年复一年不断地尝试着重复这样的时刻,在认知照护机构和日间照护中心,在居家长者家里和长者公寓,在社区长者活动中心,甚至在公共图书馆和艺术博物馆等不同的场所,类似的魔力一次又一次再现。在本书的这一部分,我将分享我如何在此种魔力的推动下,尝试将前面第二部分所讲述的那些原理应用到更大规模的创意活动中,以期改变我们现在所理解的并且正在向高龄长者提供的照护和关怀的方法。

　　第一次尝试之后,我很快开始以这种方式为样板向我所接触到的照护人员传授这样一个道理:当我们将心理关怀的重点从期望增强记忆转向自由想象和表达共享,相互间的联结就会像小树苗那样茁壮成长。我培训过的一批批人员又转而去培训更多的人,其中包括职业照护人员、长者的家庭成员、学校的学生、社会各界的志愿者以及各种层次的专业人员等。通过大家的共同努力发现,吸引长者对一个提示物作出创意性的回应,并且重复和应答这种回应,可以建立起一个共享的世界。这种提示物可以是一幅画、一件物品、一首歌曲或者是一个提问。达到这样的境界,生活的意义就会展现出来。

我为了推广创意关怀成立了一家自己的公司,还组建了一家非营利性"时光流转"机构,目的是将这种新的方式带给尽可能多的人们。"时光流转"团队会和专业研究人员通过测试这种方式的影响力,发现了它莫大的益处。多年来,"时光流转"培训师们指导人们在活动中引导长者创作各种故事,然后和他人分享这些故事及其创作过程,将长者的生活和更大的世界相联结;同时也用这些故事改变社会大众对高龄生活的看法,尤其是对认知症长者的看法。在有些"时光流转"项目中,我们把这种故事改编成一个个戏剧或艺术展示品,在著名的剧院和博物馆演出和展示。

在这同时我又开始问自己:我们能不能再向前跨进一步?"时光流转"似乎被我们自己看作是一个"治疗机构",它像医生那样在医疗的概念之内运作,用"介入"的方式改善"患者"的状况,只不过医生介入用的是药品和医疗手段,而我们用的是创意的方法和不同的艺术形式。但是我们在非医疗方面是不是也可以发挥独特的作用呢？我们是不是忽略了艺术在社区建设方面的作用呢？

我脑子里的这个问号不断增大，于是开始设想一个新的项目。我们可以让长者们有机会像真正的艺术工作者那样投入一个较大规模的创意活动中，创作一个全新的戏剧、小说、电影或者音乐作品。照护社区里的长者、员工、志愿服务人员都可以加入这个活动中，组成一个大型的团队。我们可以把活动设计得更有吸引力，这样，长者的家人就会愿意早点下班来陪伴他们的爸爸妈妈参加每周一次的排练。长者公寓、日间照护中心、长期护理社区等场所都可以开展这样的活动。我们的活动会渗透所在机构的日常生活安排中，引起各层次员工的兴趣，他们不只是知道我们的活动，还会了解到他们的参与是很受欢迎的。我们这个活动项目的最终目标是在照护中心的舞台上，由社区中任何想加入的人们一起，表演一个经过专业化制作的戏剧。

我们要让照护中心真正成为一个创造文化、创造生活意义的场所。

这些梦想造就了珀涅罗珀项目的诞生。2009 年的一天，我和朋友贝丝·阿诺德在一起，她是路德庄园长者日间照护中心的主任。我问她："如果我们搞一个戏剧，内容是古希腊的荷马史诗《奥德赛》，但剧情是从奥德修斯的妻子，即王后珀涅罗珀的角度想象出来的新故事,你觉得怎样?我们要重新编写情节,产生一个原创剧本,进行专业的制作和排练,然后在照护社区演出。"贝丝看着我说:"我还不太了解你的具体想法,但总体来讲我觉得是可行的。"我和贝丝合作已经有15年了,彼此都相信对方的直觉。我们的直觉就是,这个主意听上去很好,虽然会有很多难点,但我们应该有办法让项目成功的。

和索杰剧团在艺术方面的协调来得正是时候。在和我的老朋友迈克尔·罗德一起喝咖啡时,他问我最近在做什么项目。迈克尔是本市索杰剧团的总经理。我告诉他我们有一个与高龄照护社区合作专业戏剧的疯狂想法。我还告诉他我现在的问题是缺少一个专业戏剧公司。不过,他有的,而且是一个专门针对有关社会问题在特定场所演出的剧团。因此我们和索杰剧团的合作就这样定了下来。

在我们大学戏剧系的一次月度例会上,我介绍了我们这个新项目的设想。起先我的同事们不太理解让学生到照护中心搞戏剧对社区会有什么帮助。让他们去布置灯光?去操作声响板?当然不是的。后来还是我们的系主任想到了帮助我们的方法,他让我和另一个同事萝宾把需要做的事情分拆到几个不同的班级,其中两个班级的学生帮助我们收集素材和编写剧本,另一个班级的学生组成演员和制作团队直接参与戏剧的制作和排练。

就这样我们形成了一个强大的阵营：艺术工作者，照护中心员工，长者和他们的家人，艺术专业的学生，以及志愿者。我相信我们一定能创作出一个全新的、富有价值的、对所有参与项目的人都有益处的作品。我们的共同努力会营造出一个建立在创意关怀基础上的照护社区的环境。

在之后的两年时间，我们着手进行这项听上去似乎不太可能，而且没有确定路线图的工作，其间发生了太多的事情。索杰剧团的艺术工作者们曾经在其他很多并非传统戏剧的演出场合制作过完美的节目，但却从来没有在长者照护中心做过舞台表演，这里是高龄长者居住和生活的地方，而且有着一整套管理日常生活每一个环节的严格的规章制度。我们的项目既要引入新的关怀方式，又不能违背这些规章制度。尽管贝丝·阿诺德在路德庄园日照中心建立了以长者为中心的照护体系，但庄园内其他照护中心的员工在组织长者活动时仍然很少分享长者们的内心想法。还有，从几个方面来的人员从来没有在一个项目合作过，这也使项目的进展存在不协调的问题。在项目启动之前，我们对参与的学生作了一次口头问卷调查，结果大部分学生都说他们在生活中很少，甚至没有和高龄长者接触过。有些学生害怕与长者在一起做伴，甚至还有几个学生表示他们不太喜欢高龄人群。我记得有个学生说，"我在餐厅做过服务员，每次和年纪大的顾客交往都不太愉快。"我自己本身虽然曾经根据"时光流转"

活动中创作的故事编写和制作过一些戏剧,但邀请创作这些故事的长者本人来参加演出还是头一回。

我们所有的人都处在一个新的境地,但最终经过努力我们的工作成果却是惊人的,我们创造了之前我们自己无法想象的一件艺术品。现在回过头来看,只有当我们放弃控制,不断地通过"是的,没错"在彼此间开放自我,才有可能完成这个项目。下面是一些"珀涅罗珀项目"中我们不断取得进步的故事,这些故事涉及参与项目的各个方面人员,捕捉到了这个项目的理念及其影响。

学生们会做得好的

杰克那年是个 19 岁的青年,身材结实,深棕色的头发,性格平和。他是建筑专业的学生,选择讲故事这门课程是为了获得更多的学分。通常来讲,讲故事课程比较有趣,而且可以轻松拿到三个学分。但他没有料到这个学期的讲故事课程要去照护中心辅导长者讲述荷马的《奥德赛》。其实那天第一次上课时报到的 25 个学生在开学前没有人知道这个计划。有几个学生知道了这样的安排后放弃了这门课程,但大多数学生都留了下来。杰克也留了下来,不过他在课堂上却很少讲话。我猜不透他为什么会这样,或许他心里觉得懊丧?这可能会导致他将来退出课程;又或许他天性比较害

羞、不愿多讲话？他的表情不愠不火，令人难以琢磨他内心
的真实想法。

为了让学生们做好与高龄长者一起工作的心理准备，我
和我的同事萝宾邀请贝丝先给他们讲一讲活动中可能会遇
到的情形，长者们的能力和身体条件允许的活动范围，和认
知症长者讲话会有什么样的反应，接触行动不便长者的注意
事项，等等。

为了给大家热身，萝宾开始在课堂上展开了一项她使用
了多年的讲故事练习。她给大家下达指令说："让我们按照
年龄大小的顺序排队。"于是每个人互相询问着别人的年龄，
挑选自己正确的位置。队伍排好后，萝宾让大家围成一圈。
杰克发现自己的年龄最小，贝丝则是年龄最大的，所以围成
圈后他们俩站到了一起。萝宾要求年龄最小的人先给大家
说说自己是怎样理解生命的，可以从个人的角度来讲，也可
以从人类总体的背景思考。讲完之后，这个人再向边上的人
提一个新的问题、任何一个自己还没有弄明白的问题。就这
样随着每个人轮流提问，我们听到了五花八门的问题及答
复："我知道如果我喝上六瓶啤酒就会呕吐。""我明白我应该
每周至少给我妈妈打一次电话。""我想知道你在派对上会不
会觉得尴尬？""我想知道你在这个班上会不会感到尴尬？"最
后，轮到年龄最大的贝丝向旁边的杰克提问，她问道："我想
知道我在上大学的儿子会希望我做一个怎样的家长？我想

帮他,想指导他,但又不想妨碍他。"杰克想了一会儿说:"我想你最好像刚才问我这样问你儿子自己。"

"杰克会没事的。"听到他机灵的回答,我在心里暗自想。随着课程的进行,我们把班上的学生分成四组,分别安排到路德庄园照护社区的四个区域和长者一起活动。杰克的小组去的是专业护理院,那里住着失能状况最严重的长者。路德庄园就像是一个小型村庄,占据着方圆将近一万平方米的范围,它有 700 位员工日夜照护着总共 700 位长者,包括日间照护中心。学生们被安排去辅导长者活动的地方是社区中的长者独立公寓、辅助生活照护中心、专业护理院,以及日间照护中心。为了能够了解每个小组的情况,我和萝宾每天在社区四处奔波,下课后才回到学校。

有一天我来到专业护理院的时候,正好看到杰克负责那天的活动。社区的活动专员召集了十多位长者围坐成一圈,中间站着杰克,他手里拿着一团玫瑰色的纱线。虽然每个学生胸前都挂着姓名牌,杰克和其他同学还是逐一向每位长者作了自我介绍,这也算是活动开始前的热身环节。

介绍完毕,杰克略带羞涩地说:"现在我们开始今天的讲故事活动。珀涅罗珀的故事基本上是一个关于爱情的故事。"他告诉大家自己是如何被珀涅罗珀的故事所感动的。古希腊时期,居住在伊萨卡岛的王后珀涅罗珀忠诚地守护着家园,在那里等候着自己的丈夫,也就是国王奥德修斯回家,等了整整 20 年。前十年奥德修斯在参加和特洛伊人的战争;后十年他在回家的路上,由于遭遇各种劫难,在海上到处漂泊,连一个口信都无法送到家里。在这其间,珀涅罗珀独自抚养着儿子。"眼下,这个爱情故事对我很有启发,因为我刚刚向我的女朋友求婚,她答应了。"

在场的长者和其他人齐声喝彩向他表示祝贺。

"但是我有个问题。"杰克用手势止住大家的祝愿声,接着说道:"我并不完全清楚爱是怎么一回事。你们都有着比我多得多的生活经验,我希望大家能分享一些你们从爱之中学到的东西。"然后他开始让长者们讲述各自的故事。第一位长者开始讲故事的时候,杰克就把玫瑰纱线的一头交给这位长者,让长者抓在手中。轮到下一位长者开始讲故事的时候,学生就把纱线放长拉到第二位长者手中。如此挨个进行。半个小时后,纱线在长者围坐的圈子里纵横交错,形成一个玫瑰色的网,活动室里的气氛相当活跃,回响着各种关于爱的故事。有关于对父母的爱,对孩子的爱,对一只宠物鹦鹉的爱,对学生的爱,还有对兄弟姐妹、对妻子和丈夫的爱。长者中包括比尔和雪莉,他们两人结婚已经有 67 年了,坐在轮椅上还互相牵着手,脸上始终洋溢着微笑。

杰克和他的同学们会做得更好的。我再次对自己说。

发现婕姬

一天,我看完一场学生辅导的活动后要回学校,在走往停车场的路上经过社区的大会堂,听到里面传来音乐声和人们的笑声。我向一位刚好从里面出来的工作人员询问,原来这里正在举行路德庄园天才表演。首先跳到我脑子里的是,为什么照护中心负责和我们联络的人员没有告诉我们有这个天才表演?她和我们每个月都有一次例会,还帮助我们召集和安排参加"珀涅罗珀项目"的员工,所以她应该告诉我们这个表演的。

于是我走进会场想了解个究竟,被恰好看见的一幕给震惊了。我看到照护中心的活动专员吉恩扶着一位高龄长者走上舞台,坐在一架钢琴前的琴凳上。这位婆婆留着灰白相间的短发,上身略微前倾。吉恩将长者的手指放到琴键上,然后回到自己的座位。我看到那位长者用手指摸着琴键,摆正自己姿势,立即意识到她是一位盲人。在观众们的期待中,钢琴响起了《伤感之旅》的旋律,在这之后又接上了《月亮河》。她的演奏真是太完美了。

第二天我找到吉恩,问了她一大堆问题:昨天那位长者是谁?她是否愿意在我们的新戏里演奏?你为什么没有早告诉我有一个天才表演的安排?吉恩告诉我那位演奏者的名字叫婕姬,并且说如果我邀请婕姬参加我们的演出的话,她一定会非常乐意的。吉恩之前没有想到我会对天才表演感兴趣,现在她明白了,我们的项目有一个整体目标,那就是要吸引具有各种才能的长者参与进来,这样才能对整个社区有益。

后来,婕姬在我们戏剧的开场和结尾担任了重要的角色。《寻找珀涅罗珀》,从名称就可以知道这出戏讲的是什么故事。它有两个主要角色,分别生活在两个不同的年代。奥德修斯是一个神话传奇人物,但他终于回到了路德庄园,也就是他的家园,他要在这个新奇的村庄里寻找他的王后。米拉则是年轻一代的代表,她是个"差劲"的女儿,已经有几年时间没有看望她的母亲珀涅罗珀了,现在也回到母亲居住的路德庄园,心里感到既害怕又内疚。奥德修斯则对 21 世纪的世界充满着好奇。他们两人要一起在走廊里应付每一个转角处可能隐藏着的危险。

剧目在路德庄园大门外的广场上开场。蓬头垢面、疲惫不堪的奥德修斯像普通访客一样走到大门口,由志愿者担任的检票员给了他一个写着"老乞丐"字样的姓名牌。其他人,包括米拉,也都佩戴着姓名牌,不过上面写着的是"陌生人"的字样。我们编排的戏剧主线是让所有的人都去寻找珀涅罗珀。大家由一个吉他手领头推开专业护理院大大的玻璃门,来到门厅。吉他手和演员们齐声唱着:"我将踏上一个伤感的旅程……"这个开场确实给第一次进入这栋楼的观众带来一种伤感，因为他们看到的是生活在专业护理院的失能长者。长者们有的坐在轮椅上，有的躺在床上，当四五十个演员和观众鱼贯而入走过宽宽的走廊时，大家从每间屋子敞开着的房门可以看到长者们无能为力的情形。然而悠扬的歌声或多或少消除了观众们心里的不舒服的感觉。

"我应该朝房间里看吗？我可以看吗？这是允许的吗?"他们在心里嘀咕着。

走廊的拐角处是一个护士工作站。乐手们走到这里停下演奏，但歌声还在继续着。观众们沿着走廊转向另一个方向继续往前走，迎面是一间不大的起居室，里面有一群长者坐在电视机前，婕姬也在里面，她穿着一件粉红色的长袖套衫，坐在钢琴前，接着刚才乐手们停下的地方开始弹奏。

这是我们演出的一部分吗？或者这就是护理院的日常生活？其实这并没有太大区别。

观众们在走廊里流连忘返，很有兴趣地四处张望着眼前的情景。他们看见长者们坐在轮椅上，腿上围着有花边的毯子，眼神恍惚地看着电视里播放的一个综艺节目;婕姬则在一旁弹奏着钢琴。这一切模糊了护理院中的日常生活与戏剧之间的界线。这种模糊的效果会使观众们从眼前所见所闻获得怎样一种体验呢？那就是:这里是一个富有希望的神奇之所，而不是高龄长者无精打采地坐在电视机前度过余生的地方。

在湖边朗读《奥德赛》

从珀涅罗珀项目稍有眉目开始,我们的团队每个月都要和十多位协助我们项目的热心人士开一次电话会议,其中包括索杰剧团的导演和设计人员、路德庄园各个照护区域的员工负责人,以及有我们的学生负责人。

有一次我在电话会议上问大家:"这一个月中有没有谁组织过有趣的创意活动?"听到这个问话,专业护理院的活动专员吉恩马上开口介绍了她那里的情况。吉恩在她所在的区域开辟了一个"珀涅罗珀项目"展示区,里面放了一个坐在一架小型织布机前织布的古希腊人模型,一架里尔琴(天晓得她是从哪里弄到这个古董的)和几张古希腊地图。

"我们还组织了一次户外活动,把长者们带到一个湖边,体验一下珀涅罗珀等待她所爱的人从海上回来时的心情。"吉恩说,"那天天气很好,湖边的秋色也很美,我们在那里朗读《奥德赛》中的片段。公园里路过的人都很好奇我们在做什么。"

我听了以后在脑子里想象着这样的情景:一辆大巴车把一群长者带到公园,他们坐着轮椅、推着助行器、挂着拐杖,步履蹒跚地走到湖边,打开手中的《奥德赛》,在九月份温暖的阳

光下大声朗读着其中的优美诗篇,心中掠过珀涅罗珀因长期
等候她高贵的丈夫和已经长大成人的儿子所产生的悲伤之
情,而他们两个却都在茫茫的大海中漂泊,未有归期……

　　哦,如果我们的项目能够引起各个层次员工的兴趣,促
使他们带领长者们一起深入探索项目的主题,那该有多
好啊!

　　我们需要朝这个方向推进。

"我听到的都是希腊话"

　　……
　　愿神明赐予我们
　　快乐的晚年。

　　这是珀涅罗珀故事的最后两行。奥德修斯在离家 20 年
后回到故乡,战胜了 108 个霸占他家庄园的求婚人,并通过
了最终的考验,终于获得了全家的团圆。这时,雅典娜女神
赐给他们一个最后的礼物:推迟黎明的到来,让奥德修斯夫
妇能够有多一点不受打扰的相聚时间。

　　我们学校的古典文学教授波特博士是一位潜心研究荷
马史诗的专家,一天下午他来到路德庄园的专业护理院参加
一项创意活动。他把珀涅罗珀说的最后两句用英语和古希

腊语打印在纸上分发给十几位在场的长者,然后用温和的声音邀请长者们一起学习这两行诗文。

"你能用古希腊语说'晚年'这个词吗? 请试一试,感觉一下它的发音是什么样的。"

波特博士分别用英语和古希腊语念了几遍"晚年"这个词。长者中发出几声清嗓子的声音,还有几个斜着眼睛看一眼教授,仿佛在说,"什么? 你难道真的要我们学古希腊语?"

终于,有几个长者跟着念了一下。

"很好!"波特博士很受感动,接着又和长者们一起念了几遍,纠正他们的发音。这时,项目的摄影师贺尔戈赶紧把镜头对准了他们,嘴里笑着说,"我听到的都是希腊话。"

波特博士先后到四个照护区域参加创意活动,教长者说一些简单的古希腊语,同时探究奥德赛故事中的文化主题,例如欢迎陌生人的用语、"忍耐力"的概念,等等。庄园的员工、艺术工作者和学生们再将这些生动的对话传播到更多的活动中,并通过照片、笔记分享长者们共同参与的片段。

就这样,在两年时间里,我们慢慢地进行着探索,逐渐获得更多的理解,然后把我们的想法转换成艺术性的表达形式。

【思考】我们是不是应该将照护社区中的各项活动搞得更有趣些呢? 我们的活动是不是应该吸引长者学习和表达呢? 是不是要让活动在一个比较长的时间进程中显露它的

成效呢？对有认知障碍的长者尤其应该如此。

"你们能制作一条1200米长的带子吗？"

为了在剧情展开过程中能使演员和观众按照特定的路线行走，索杰剧团的设计人员香侬向我们提出了一个要求。她在一次电话会议中说："你们能沿着演出时要在路德庄园内行走的路线上挂一条特别的带子作为标志吗？"

没有人出声，大伙儿都在脑子里计算着需要多长的一条带子。它需要1200米长。编织这样一根带子需要很大的工作量，而现在离演出只有一个月的时间了。

"可以的。"日间照护中心的认知症专员艾莉说。她碰巧曾经接受过艺术方面的训练。"我现在还说不上来要怎么做，但是我们会想出办法的。"

这是一个魔幻般的转折点。在这之前，向来是专业人员告诉路德庄园的员工该做什么和该怎么做，员工们总是说："你需要多少人？在什么地方？什么时候？我会为你准备好。"然而渐渐地大家开始明白创意的过程是开放性的，我们所有的人都身处在这个过程之中。有时专业人员知道的并不比员工多，专业人员和员工都会有好的想法。长者、员工、专业人员，我们是一个整体，每个人都有他的专长，每个人对于项目来说都是至关重要的。

果然,那条超长的带子编成了。艾莉和她的同事们想到超市售卖饮料时用的一种固定罐头用的塑料环,把它剪开就有六个连在一起的圆环,可以用来作为编织带子的主线。他们联系了附近的一家商场,他们愿意无偿提供给路德庄园一批这样的塑料环。艾莉他们又搜寻了庄园内的各个仓库和橱柜,把找到的布料和纱线全部集中起来。为了让更多的人参与编织带子的活动,他们把塑料环以及布料和纱线分派给庄园内每个照护区域的活动专员,作为一项活动内容,有组织能力的长者编织带子,还有一部分长者则分头把各种颜色的布料缠绕到环上。

由于时间紧迫,员工们下班时还把材料带回家中编织,有些长者也在房间里帮助编织。在我们第一场演出前一周,一条足够长的彩带就编织好了。接下来庄园的活动专员团队要解决的难题是如何把它挂到各个区域的走廊上,还要小心不能违反有关消防规定。

演出那天,当观众们顺着彩色的带子走进走廊,他们看到每一个固定带子的三角架都有着不同的式样,就像照护中心中的每一个人都有不同的性格一样。

路德+伊萨卡="路萨卡"

我们的剧目在演出安排上也颇费了一番心思。我们打算在午餐后下午两点钟开演,晚餐开始前结束。因为有些长者喜欢早一些用晚餐,所以演出的时间不能太长。另外,为了不让照护中心内部太过拥挤,我们设定观众的人数不能超过50人。但演到最后一幕,一些长者和员工要加入到观众队伍里,总的人数会达到七八十个。演出场面很令人激动,毕竟这是演《奥德赛》呀,而且戏剧中表现了路德庄园与古希腊伊萨卡岛在很多生活层面上的相互印证。正像照护中心的总经理在一次会议上说的那样,"对的,我们是在'路萨卡'!"他把当今的路德庄园和古代奥德修斯的家乡伊萨卡岛这两个地方的名称合并成了一个词。真是妙不可言!

剧目中有一场戏是在路德庄园辅助生活照护中心表演的,吉他手和众多演员一边弹唱一边在走廊上缓缓而行。奥德修斯的扮演者此时仍假扮成乞丐模样,他是为了要躲避108个求婚人的攻击。他走在队伍的前面,唱着伤感的歌曲《四处漂泊的人》。演唱人员后面跟着50位观众,他们都是买票观看这出重新创作和编排的古典戏剧的。奥德修斯在战场上度过了十年,又经过十年的长途跋涉才回到自己的家园。在这其间,珀涅罗珀独自管理着这个在岛上的王国并且抚养着儿子,最后几年,她一直在勇敢而又智慧地抗拒那些占据她家的城堡、企图强迫她重新嫁人的求婚者。接下来,我们的戏剧进入了高潮。演员和观众一起走进一个由餐厅改成的表演大厅,奥德修斯将要在这里勇斗 108 个求婚人。大家都在等候着这场大戏。

之前,当演员和观众走在通往餐厅的路上时,会看到走廊里的一块块告示牌,就像通常在照护中心所看到的那样,上面是一些日程安排和通告、应景的图片和装饰,以及一些心灵鸡汤式的语句。但是这一天大家在第一个告示牌上还看到一张与众不同的标语纸,上面醒目地写着:"珀涅罗珀,我们高贵、聪明、机灵、可爱的王后。"下一个告示牌上也有同样的标语,再后面每一个告示牌上面都有。大家看到到处都是这样的标语。这时,只听见一个声音大声说:"珀涅罗珀"。周围所有的人,包括演员、长者和观众,都不约而同地齐声跟着说道:"我们高贵、聪明、机灵、可爱的王后。"许多住在走廊两边房间里的长者听到声音后也来到走廊上,他们挥动着手向走过的人们致意。

这也是戏中的情节吗?到底是谁在看谁表演呀?

观众们进入餐厅后,受到工作人员的欢迎并被安排坐在一长排椅子上。在他们身后的一排椅子上坐着的是几十位认知症长者,正看着走进来的人群,做着一些简单的手势。

这也是戏中的情节吗?这又是谁在看谁表演呀?

这一场戏的内容是寻找珀涅罗珀。奥德修斯最终换下身上的乞丐打扮,并一箭射穿了 12 把斧头柄,以此证明自己的真实身份。然后,在雅典娜女神的帮助下,他战胜了众多的求婚者。戏中的奥德修斯由索杰剧团的专业演员哈特扮演;雅典娜的角色由这里辅助生活照护中心的卡罗琳担任。她头上戴着一顶金色的月桂王冠,这是庄园的维修部经理从一个地下室的库房里"拯救"出来的,索杰剧团的道具人员为它喷涂了金色颜料。另外两个演员代表了全部108个求婚者,一个是剧团中20多岁的专业演员科恩,另一个是住在这里的长者拉斯迪。拉斯迪从小就喜欢戏剧,但等了70多年才得到这次的出演机会。科恩和拉斯迪都身穿T恤衫,两个人胸前都贴着一张纸,上面各画着54个头像,代表54个求婚者。他们两个"凶恶"地冲向奥德修斯,结果落得失败的下场:一个输在一场拇指大战中,另一个的眼睛受到"帽子刀"致命的一击。当这些演员下场休息时,另一位演员上场开始朗读一份长长的清单,那是路德庄园的长者们告诉我们他们日常所要忍受的108件事情,就像珀涅罗珀不知道丈夫的生死,却要忍受求婚人的骚扰一样。清单中的内容透着长者们的心情:

> 黄斑退变
>
> 结冰的人行道
>
> 走得很慢的电梯
>
> 想念我的朋友
>
> 讨厌的弟媳妇

卒中

认知症

内疚感

……

接着,米拉终于出场了。她要和所有观众一起寻找她的
王后母亲。奥德修斯战胜求婚者后,也重新上场了。他仍然
戴着闪亮的胸甲,裸露着强有力的手臂,领着大家离开餐厅,
沿着走廊向外走去,嘴里唱着,"我的家乡。让我回到家里
吧,那是我和你团聚的地方。"由索杰剧团的丽贝卡扮演的米
拉兴奋地跟在奥德修斯后面,她已经不再是一个调皮女孩
了。他们两个都急切地要找到珀涅罗珀。奥德修斯要和他
亲爱的妻子、伊萨卡的王后重聚,米拉要重新拥抱她的母亲。
他们和演员、观众们一起兴高采烈地来到庄园的大会堂里,
这里已经摆放了许多椅子,在等待着他们。只见会场的正前
方,一把金色的轮椅上静静地坐着一位高龄女士,她身后舞
台上的帷幕尚未拉开。她就是奥德修斯和米拉正在寻找的
珀涅罗珀!她是由住在庄园里的长者乔伊斯扮演的。这时,
随着帷幕开启,舞台上出现了30位坐在轮椅上的长者,她们
中有的是认知症患者,有的得过卒中,还有的两者兼有;其中
有几位是处于临终关怀下的长者。她们和乔伊斯一起共同
扮演奥德修斯的王后。但是无论作为神话里的珀涅罗珀,还

是现实生活中的珀涅罗珀,她们都已经无法辨认她们所爱的人了。"你还认得出我吗?"奥德修斯和米拉异口同声地问道,但他们心里明白,答案并不重要。重要的是他们认得她!他们从心底深处抛开了不能被亲人辨认的恐惧和悲伤,抛开了因无法回到过去的状态而带来的内疚,一心只是想证明:他们还认得她,还爱着她。

"珀涅罗珀,你是我高贵、聪明、机灵、可爱的母亲!"米拉说。

"珀涅罗珀,你是我高贵、聪明、机灵、可爱的王后!"奥德修斯说。

舞台上的珀涅罗珀们感觉到了奥德修斯和米拉热切呼唤中的亲情,向他们张开双臂,似乎是在欢迎他们回到家里。这时,演员们开始朗诵一首由路德庄园的长者们创作的诗篇:

我的灵魂一直在思念你,

我从心灵深处欢迎你回家。

我在呼唤着你,

我在倾听着你,

我在注视着你。

你的双眼闪烁着光芒,就像天上的星星。

新物种的鸟儿

我和剧团的导演原本计划在演出结束后召集观众开一个座谈会,但看到最后那一幕给大家带来那么多的伤感,就放弃了这个计划,而只是邀请观众到台上与长者和演员们见面聊一下。参加演出的演员和工作人员也都情绪激动,众多学生、演员、长者、员工以及志愿者都聚在一起,中间是美丽的珀涅罗珀扮演者乔伊斯,大家听她分享一个自己编写的寓言故事:

在一个秋日的下午。

几只年轻的鹰一下子飞进了一群高龄乌鸦的窝。

乌鸦们咯咯叫着蜷缩到一边。

年轻的鹰们抖动着羽毛,拍打着翅膀。

"我们给你们带来一种新的食物,叫做'珀涅罗珀'。"

有几只乌鸦大胆地走上前,啄了一口被称为"珀涅罗珀"的食物。年轻的鹰们在一旁替他们拍照,听他们讲故事。不一会儿,更多的乌鸦走过来加入他们中间。这时,一件奇怪的事情发生了。

高龄的乌鸦们开始变得像年轻的鹰了,他们变得比原先有创意、有活力、有热情了,而鹰们听着乌鸦充满智慧和生活经历的故事,身上也发生了奇妙的变化。

不久,这鸟窝似乎变得更大了,里面的鸟儿们进化成了一个新的物种。

现在,他们用同样的声音说着话。

就这样,神奇的食物"珀涅罗珀"的故事传遍了大地……

感受其中的乐趣

将员工、长者、志愿者们带进创意的进程中,给照护社区造成了地震般的影响。最后一场演出结束两周后,我们召集项目的主要参与者开了个会,总结所经历的整个过程。有几个照护中心的员工谈到了"失控"的魅力。

"当我放弃了'要控制一切'的念头后,才开始真正感受到其中的乐趣。"一位员工说。另一位员工说得更详细:

我想我们能够学会放弃控制确实是一件好事。起初我们想的都是"时间表在哪里?谁负责做这个,谁负责做那个?"然而渐渐地状况起了变化,最后三周我们成了这个样子:告诉我需要我什么时候到就行了(大伙儿的笑声)。真正了不起的地方是,当我们退后一步在边上观察,放开控制的时候,长者们的参与度反而更高了。

还有一位员工补充说:"确实是这样的。要让事情按照它的需要自行发展，不要人为地认为应该怎么做，或者我们想要让他们怎么做。要放手让长者们按自己的方式去做。我想这是我学到的最好的东西。"

我同事萝宾负责项目的总结和评估。一个月后她回到路德庄园与几位参加演出的长者聊天。那些住在独立公寓的长者当然有着生动的回忆，但是住在辅助生活照护中心或专业护理院有认知障碍的长者呢？萝宾找到一位专业护理院的长者，心里想着该用怎样的方法询问。她说："上个月我们一起参加了"珀涅罗珀项目"，你喜欢那个活动吗？"

"噢，我喜欢的。"长者回答说，"你要知道，这是我生命中最后一件重要的事情。"

我们能不能把照护中心真正建成一个文化中心，使长者的活动能够创造出美好、意义和价值呢？

这确实值得思考。

第十一章
从孤岛到群岛

"珀涅罗珀项目"所产生的余波在我脑海里盘旋了很久。记得几个月后的一天我与《寻找珀涅罗珀》的导演莫琳一起在布鲁克林的一家泰国餐厅用午餐时，我们还在讨论那个项目在情感上的影响力。这种影响力不仅波及参与其中的艺术工作者，还波及所有高龄长者的家庭，更波及正步入老龄阶段的那批人。我们要努力增强这种影响力。我们想到，这次项目在路德庄园这样一个长期照护社区获得成功，我们能不能再做一个针对居家养老长者的项目呢？要知道居家养老长者人数要占到高龄长者人数的95％。

就在那家餐厅的餐桌上，莫琳和我一起勾画了一个新项目的设想，这个项目后来称为《密尔沃基群岛》，目的是把有意义、有创意的互动带给独居的长者，以及那些虽然由家人照护但缺乏和社区联系的长者。我们从之前的接触中了解到，长者们不愿意用诸如"与社会隔离""困在家中"这样的说法来形容他们的处境,但事实上的情形是令人担忧的。为了和这样的长者取得联系,莫琳与我列出了社区中一些可能的合作伙伴,包括"车轮上的餐厅""安心电话系统""志愿家访节目",还有一家提供上门照护服务的机构。

我们先花了一段时间与这些合作伙伴协调,然后有一天,莫琳与我和另外两位索杰剧团的艺术工作者来到位于密尔沃基市南部的比尤拉社区活动中心。我对那里的环境比较了解,因为那个中心恰巧靠近我祖父母曾经居住过的地方。年轻的妈妈们经常带着幼小的孩子到这里玩耍;不同年龄的人们在那里打排球,弄得木头地板吱吱作响;来自附近居民区的长者们则聚在这里的长条桌周围边吃午餐边聊天。

比尤拉社区活动中心还是"车轮上的餐厅"的一个配送点,每天从这里将午餐送到100多个无法自行来这里用餐的长者家中。送餐员们在活动中心将午餐打包,核对数量和长者名单,然后开车分头派送。我们四个人那天的任务是跟随送餐员送餐,实地考察他们的送餐过程,看看有没有可能在他们的日常操作中插入一些与长者之间有创意的互动环节。我们曾经在"珀涅罗珀项目"中创造了一些奇迹,知道如何将创意和沟通方法带入一个照护社区。在那个环境里,员工以及有规律的日常生活为创意活动提供了便利的条件。但是要将创意和沟通带给那些独居的长者就会有很大不同,我们需要设计出具有闪光点的信息及其传送的方法,包括如何收集长者们的反馈；此后，为了让每一位长者和更大的世界相联结，我们还要在长者反馈的基础上将增添新色彩的信息再次传送给他们。而且，我们首先要准备好如何应对长者在我们试图和他们接触时说"不"。试想一下，如果一个陌生人给我打电话或敲我家的门，说要与我讨论一种创意，我也很有可能会拒绝他的。

不过我们越来越强烈地感受到建立这样一种有意义的互动系统的迫切性，因为现在独居的长者数量比以往任何时候都要多。研究表明，与社会隔绝所造成的健康风险，几乎等同于每天抽 15 支烟。很多高龄长者更愿意住在自己家里，但是独处状态带来的身体和心理上的健康成本是巨大的，无论对个人还是对社会来讲都是如此。举例来说，1995年夏天芝加哥地区的异常炎热气候曾造成 739 人死亡，其中绝大多数是独居的高龄长者。我所在的密尔沃基市，那个夏天也有 154 人死亡。我们现在的合作者之一"安心电话系统"就是在那次事故之后设立的，目的是永远不要让类似的事情再次发生。

那天到了比尤拉社区活动中心之后，我向送餐员们介绍了我们几个人当天的计划。送餐员们对我们很有礼貌，但却因忙于配制和包装餐盒而无暇顾及我们。我们试着要帮他们："我能帮你们做什么吗？"

"不用了，我们自己做就可以了。"

　　我们很快意识到我们最大的帮忙就是不要打扰他们的工作流程，于是在一边看着他们把 100 多个餐盒准备好并装到各自的车上。

　　我跟随的送餐员名叫约翰尼，他边对我热情地微笑致意边认真地做着送餐的准备工作。他看上去要比我年长 30 岁左右，所以我称呼他为约翰尼先生。我问他我应该坐在他车里，还是开我自己的车跟在他后面。"你可以跟在我后面，"他很实在地回答。

　　在密尔沃基市，"车轮上的餐厅"送餐员的工作是有收入的，虽然收入非常少，仅够支付汽油费的成本。很显然送餐员们做这份工作是因为他们愿意帮助那些长者，我从约翰尼先生身上就能看出这一点。他送餐时和他准备餐盒一样也有着一定的流程，我必须小心避免干扰他的工作。我本以为我对这个地区是熟悉的，但约翰尼似乎更了解这里的每一条胡同和每一条小路，有时为了节省 30 秒钟的时间他会横穿一条马路。我们在一栋栋独立房屋或一座座公寓楼前停下车。有些房屋和公寓楼的环境很干净整齐，但有些则差强人意。每一次停车后，我都会下车和约翰尼一起去敲长者家的门。他很清楚地记得每一家该走前门还是走后面，该按门铃还是用手敲门，基本上每次长者家的门都很快地应声而开。我这才明白送餐员们为什么要如此匆忙地备餐和送餐，因为很多长者都在家里等候着他们的到来。

每家送餐的过程几乎一样：先是热情的问候，然后是三四十秒钟关于天气和体育比赛的聊天和打趣，接着是发自内心的询问，"你今天还好吗？"并且真心地等待着回答。这个时候，约翰尼先生从不显露出着急的样子。然后他会递给长者一个黑颜色的餐盒，上面盖着银色铝箔纸。这天的餐盒里装的是煮黄豆角和青豆角、炖土豆，一个搭配黄油的卷饼，一份索尔兹伯里牛排，还有一小块甜饼和一瓶橙汁。约翰尼先生还给每位长者一个蓝颜色小信封，以便下次送餐时长者可以捐助一些现金。

"他们会捐钱吗？"我问。

"有时候会的，"约翰尼先生告诉我说，"他们会把节省下来的零钱捐出来，一个月大概几元钱。他们用这种方法表达他们的善意。"

在一些公寓大楼前，他会从车上取下一辆小推车，在里面放上好几份餐盒，因为有几位长者住在同一座公寓楼里，有的还是隔壁邻居。在每户公寓门打开后，约翰尼先生会同样地与长者友好地交谈一会儿，递上餐盒，然后门又重新关上。你可以想象得到，这扇门要一直到约翰尼先生下次送餐时才会再次打开。尽管边上可能也住着一位高龄长者，但他们之间几乎没有交流。这个现象对我震动很大。

在走廊里，约翰尼先生会跟我说一些长者的情况和对他们的担忧。"这位先生的太太刚去世不久，我真有点替他担心。"或者"哦,你会喜欢托尼的,他以前是个教师。"

有一次我们把车停在沿街两家废弃了的商店前,从商店的房子中间望过去可以看到一个用集装箱改装的住屋隐藏在沿街房子的后面。

"这一家你不用跟着我。"约翰尼先生轻声地但很确定地对我说。

我就回到自己的车里等着他。

在另一家,是一个 40 多岁的女子开的门。约翰尼先生问她母亲是不是在家。"她在的,让我给她吧。"约翰尼先生稍有犹豫,但还是把餐盒递给了她。

"有时候她母亲得不到那份餐。"他在我们走向停车的地方时对我说。

我们把车停在另一栋房子前,但敲门后没有人应答。约翰尼先生显得有些紧张,他从窗户外面往里瞧,没有看到里面有人。他让我等一下,自己绕过房子向后面走去。一会儿他回来了,边走边讲着手机。碰上这种没有长者应答的情况,送餐员会通知办公室,他们过后会再打电话或派人来查看长者的情况。约翰尼打完电话在门前停留了一下,又敲了敲门,仍然没有人应答,于是我们离开那里接着去下一家。这时他的车上还有十多份餐盒要送。

"车轮上的餐厅"在密尔沃基市有九个配送点,每个配送点各有四五位送餐员做着相同的事,每天总计要送 2 000 份左右的餐食。周五他们会格外忙碌,因为除了当天的餐盒外还要加上几份冷冻的餐盒,供长者们在周末享用。

我们几个人送完餐回来后聚在一起,边吃午饭、边讨论举办一个项目的各种可能性。全市共有40多位送餐员每天为2000位长者送餐。很多情况下,送餐员是长者在一天之内能见到的唯一人员。送餐员在每户门前停留30~40秒钟,冬天停留的时间可能更少,因为长者不愿意在寒冷天气开着门待太久。送餐时送餐员会留下一个蓝颜色小信封,在以后送餐时收回并交到办公室。每个配送点有一位负责人,他同时还负责与总部办公室联络。

我们要设计出一些简单快速与长者互动的方法,以免给送餐员增加负担。长者们基本上都没有电脑或平板电脑,也没有无线网络。如果我们送平板电脑给长者,除了成本太高以外,也会使这些本来就身体羸弱的长者成为窃贼的侵害对象。不过基本上每位长者都有电话,而且我们了解到,当地政府给没有电话的长者都赠送了手机。

那么,我们该如何向长者介绍我们的项目呢?我们不能直接与长者们说要创作艺术作品。艺术这个词很难解释,人们对此有不同的理解。我们要用简单的方法让长者知道这项活动没有任何风险,也不会有太多负担,而且它引人入胜、非常有趣。最后我们决定让送餐员向长者提出一个简单的问题:"我们有个活动叫做'今天的美妙问题',你愿意了解一下我们的提问吗?"我们准备了四五十个问题,分别印在一张张小卡片上,卡片的大小正好能放在餐盒的上面。这些问题既富有诗意,又开动脑筋,也很有趣味,它们引导长者用各自不同的方式和角度去思考他们每一天的生活,思考他们的家、他们的邻居,以及他们自身。

接下来的问题是如何收集长者们的反馈。我们设立了一条电话留言专线,供长者们打电话告诉我们对问题的答复。我们还在"车轮上的餐厅"的配送点设立了一个回收箱,送餐员可以将从长者那里收到的书面回复投放在里面。

我们先在两个配送点做了试运行,结果在八个月的时间里收到超过 2 000 份的回复。刚开始时项目开展得比较缓慢,送餐员们还不确定这样做是否值得。但过了几个月当我再次去比尤拉社区活动中心时,送餐员们争先恐后地和我讲起他们所喜欢的长者回复,并且说他们很喜欢读那些手写的回复。这些回复有些是用很认真的笔迹写的,有些则写得比较随意,还有些可以看得出那几行歪歪扭扭的字体是长者忍受着关节炎引起的手指疼痛写下的。

你可以教会别人做些什么?

"要照顾年纪大的人,要与人为善,要把你的烦恼抛到九霄云外。"

"整理物品和用具。"

如果可以的话，你现在最想去哪里？

"去看我小时候住过的房子。"

"去'红龙虾餐厅'，我想吃那里的螃蟹。"

"去青年会享受一次那里的淋浴。"

"去艺术博物馆。"

你家里能听到的最好听的声音是什么？

"洗碗机的声音，我小时候就喜欢那声音，它会让我觉得心里很平静。"

哪里是你的避风港？

"我家里的安乐椅，外加一杯威士忌酒。"

有一位长者名叫安琪，她对我们的每一个问题都在电话留言中进行了回复。参与我们项目的一位大学在读研究生切尔茜打电话向她表示感谢，并问她是否愿意接受一次家庭访问。我们把这种回访称为"艺术家访"，目的是和长者探讨更进一步的创意活动。安琪居住在密尔沃基市南部一栋由政府资助的长者公寓里，她被"艺术家访"的建议所吸引。当被问及喜欢哪种形式的艺术时，她说："手指绘画。"于是几天后切尔茜带着绘画纸和绘画用品访问了安琪的家，之后安琪创作了好几幅画，其中一幅还在当地的艺术比赛中获了奖。

我们在收集长者的反馈方面显然是比较成功的，一共收集到2000多份书面和口头回复。但是我意识到，项目的真正意义在于让长者们能与自身以外更大的世界相联结。因此我们必须确保所有对我们"今天的美妙问题"作出回复的长者知道，我们收到了他们的回应并对此非常感谢，我们会在他们答复的基础上再有所建树。为了证明我们在倾听，有一定设计才能的切尔茜用电脑把收集到的每一条手写回复复制到一张海报上，印刷出来后通过"车轮上的餐厅"的送餐员分享给每位长者。我们还请了一位音效工作者和一位编辑，把长者们的电话留言和一些我们和长者的谈话录音制作成 21 段配乐广播，然后和密尔沃基市公共广播电台合作，每周在电台播放一段，前面加上我们的项目介绍，希望长者们都能听到自己的声音。

最后，作为项目的总结，我们在市政大楼的大厅设立了一个展示台，市民们和其他来访者可以在那里收听我们制作的配乐广播，可以阅读长者们手写的对"今天的美妙问题"的回复，并且可以写下他们自己的回复和想法。在展示台开幕那天，我们请来了索杰剧团的演员，在市政大楼中空大厅中的每一个楼层上现场朗读部分长者的回复。演出的最后，一位演员向观众问道，"我有一个'今天的美妙问题'，你想听吗？"结尾是我的主意：我手里拿着一个纸盒，里面装着几百张写着长者回复的"今天的美妙问题"卡片，来到最高八层楼栏杆边上，把卡片往下散去。卡片像密尔沃基市冬天的雪片一样往下飘落，落到下面观众们高举着的手中。

对你来说什么是勇气？

你在日常生活中是怎样鼓起自己的勇气的？

怎样才能算是一个英雄？

谁是你心目中的英雄？

你愿意学习什么东西？

你怎样和大自然相联结？

……

在我家的储藏室里，至今保存了几千张上面写着长者回复的"今天的美妙问题"卡片，我梦想着有一天和某一位设计人员合作把它们制作成展览的形式，送到全国各地的图书馆、市民活动中心等公共场所展出，让人们可以透过这些小心书写的歪歪扭扭的文字，体会到长者们的内心世界，并在数百名密尔沃基市长者们开启的对话中加入他们自己的声音。我们"时光流转"团队已经开始和全美"车轮上的餐厅"组织讨论如何将我们的模式和方法带到其他地区。

我有一个"今天的美妙问题"，你想听吗？

如果有一天，每一次为长者送餐时都能够带上一点额外的心灵养分，给长者们的世界增添一点诗情和创意，那该是多么美妙啊！

第十二章
比尔让我懂得了时间的概念
（……以及石头的概念）

比尔住在一幢新建成的、外形似城堡的高龄长者公寓楼里。公寓大堂有着高高的天顶，四周装有硕大的玻璃窗，窗外是整齐漂亮的草坪。在美国，照护机构会把这个建筑的照片印在宣传小册子的封面加以赞美。然而走进大堂，你对这幢楼的感觉就像是一座没有图书的图书馆，里面悄无声息，也没有太多的动静。一些长者默不作声地坐在那里，茫然地望着玻璃门外正在整理花草的工人；接待柜台后面传来工作人员小声聊天说话的声音，时而发出的笑声很快又被自己控制住。

我穿过大堂来到二层楼比的房间门口，一位来自家庭照护机构的女士和我打招呼表示欢迎。我能听见屋里传来的电视机的声音。那位照护人员说她正要出去办一些事，很快就会回来。我就自个儿走进比尔的起居室，看见他正在一张可以调节的沙发椅上睡觉。沙发离后面的墙距离很近,墙上被沙发靠背的移动所磨出的印痕告诉我,比尔每个白天的大部分时间都是在这张沙发椅上度过的。我已经是第三次来探访比尔了,所以他醒来时见到我在这里应该不会被惊着。于是我就在一旁坐下等着他醒来。

我每过几周来比尔这里作一次"艺术家访",这也是"密尔沃基群岛项目"的一部分。和我们有合作关系的一家家庭照护机构有意将长者的创意互动作为他们培训和提升照护工作的一项内容,因此很想了解应该怎么做。我答应将我和比尔互动的经过写下来供他们参考,而我自己也想借此观察一下创意活动进入家庭照护的场景,以及会产生怎样的效果,因为家庭照护这一模式正快速地在全美各地发展。

我第一次到比尔这里来的时候,为自己设定的访问目标是作简单的自我介绍。我打算从他的对话中,以及从他的照护人员、周围房间布置和摆设等角度了解他的过去和现在。小小起居室里东西不多,但摆放得很整齐。深色木制家具上放着一些厚厚的有关船舶和河流、湖泊的大型画册。一些航海方面的文物使得房间气氛显得很厚重,虽然我不知道那些铜制器物是派什么用的。要知道我是个说到船就会头晕的人。

那次是由家庭照护机构的一位经理陪着我一起去的。她先把我介绍给比尔,然后我对比尔说:"我来是和你一起做一些创意想象的。"我边说、边观察着我的话能不能引起他的回应。"我们只是随便聊聊,听听你的故事。"他的眼睛亮了一亮,似乎对这个有点兴趣。但我看得出,和比尔沟通需要耐心,需要专注和稳定的心态。

"我说话……(停顿十秒钟)不、不……(结巴,然后停顿几秒钟)不能说得很、很……(又是结巴和停顿)很流利(如释重负的样子)。"

"哦,没有关系的。"我说。这时我突然认出了一件放在咖啡桌上的铜制品,那是一只时钟。

比尔眼睛里一闪而过的些许微光表明,他无法跨越他的自身世界,与那只时钟所代表的世界之间存在着严重不协调的鸿沟。那只时钟代表的,是电视中恰好正在播放的游戏节目中主持人发出"时间到!"的声音的那个世界;是这城堡外面高速公路上无视最高限速的车流的世界。电视机的嗡嗡声和外面汽车的轰鸣声就像是一道护城河,将比尔和那个世界隔离开来。时钟的世界是快节奏的,而比尔的世界却是缓慢行进的。

这就是所谓的时间失调。辨识并校正时间失调是和长者全面融洽相处的关键所在,但在现代时间帝国中,这经常成为一种不可能做到的事情。规定的事情必须做完,时间到了必须换班,一日三餐必须按时开饭……长者居住在自己的家里理应是可以自行控制时间的,却因为跟不上照护人员或其他人讲话的速度而引发自卑感,人们快速的走动和各种操作和举动在眼前造成恍惚和迷乱,使长者退缩到他们觉得舒服的自身的时间世界里,随之而来的就是和时钟世界的隔绝。

于是我把原先的计划放在一边,开始调整我的时间节奏。

"我有一个问题,你想听听吗?"

"好啊。"他回答说,脸上露出些许兴奋。我的内心放松了一些,尽管我不确定能不能成功,也不确定他会不会因为说话太费劲感到沮丧而再次陷入沉默。

我提的问题是从"密尔沃基群岛项目"中挑选出来的,这是一组相连贯的三个问题的中间那个:"你以前在自己家的房子里走得最多的是哪条通道?""你以前在住家的外面走得最多的是哪条路?""什么东西会挡住你走路?"

"你以前在住家的外面走得最多的是哪条路?"我问比尔,并且把写着问题的卡片拿给他看。

比尔闭上双眼,慢慢咧开嘴露出一丝笑容。

要把我们的对话如实写下来是有些困难的。在我的录音中可以听到因为手的颤抖引起沙沙的衣服摩擦声,还可以听到持续的喘息声。他说话的时候不断地发生停顿和结巴,一会儿讲得很急促,一会儿又在含混不清的词语之间停滞了声音和思绪的流动。有时在经过一个长长的停顿后,他会叹一口气,无可奈何地垂下肩膀。看得出他在努力地思考着。如果用形象的比喻来描述我们对话的过程,你可以看出他思想的发动机在燃烧,车轮在转动。但如果从现实的角度去看,比尔就半躺在那里,闭着眼睛,两只手微微颤抖着。他努力想要把每一下呼吸转换成话语,费尽每一丝力气来讲述一个他深爱着的故事。

　　我把这些实际情形先告诉你,是为了让你能体会到下面这些对话所包含的生命中的宝贵财富,和他在自我的世界中满满的荣耀感。

　　你沿着那个坡往上爬,当你爬、爬到坡上面的时候,……回过身来往后看,你会看到一个宏大的湖,整个湖的全景。密、密、密西根湖。……坡的上面有一条小路,通往山的高处。沿着这条路,这条路,可以到达山顶(*喘息,沮丧,沉默*)。

　　"没关系的,"我对他说,"你就接着讲这条路吧。"

　　在许多年的时间里,我经常会沿着这条路往上走,再从那里走回来。这条路、这条路会穿过一片田野(*他指着墙上的几张照片*)**,这、这张照片,……可能看不太清,这第一张照片,拍的就是这条路。**

　　"这是你家里的房子和农场吗?"

　　是的。你沿着这条路,就、就、就能穿过这片田地,……

然后、然后一直走下去,就是我的家(停顿,长久的沉默)。

"这条路给你什么样的感觉?"

感觉它很特别。它也让我感到好奇,因为这条路本身……。它穿过这片田地。

"你是好奇它通向哪里吗?"

是的。因为在许多年里,在差不多七、七十年的时间里,我经常沿着它走(停顿。双手颤抖)。

"你的家在哪里?"

密西根州的夏雷沃。

"夏雷沃,面对着湖?"

哦,是的。那条路……我没有讲得很清楚。

"没关系的。"我宽慰他说。

这条路不宽,到山顶上就更窄了。你必须爬到山顶。每年,我都要沿着这条路往上走。宽度不到三米。我……(停顿)我总是在想它通向哪里……(停顿)看不到尽头,我只看到……(更长的停顿)唉! 我的天呐。

我又对他说:"没关系的。"同时我尽量让他知道我在听他讲话,用我的表情、我的话语、我的手势告诉他,我在全神贯注地听着他讲话。

有一年夏天,大概是三年以前(记忆的模糊),我决定要看看这路面底下有什么东西。于是拿了一把铁锹和一把锄头开始挖了起来。我弟弟每过一会儿就过来看看我挖出了

什么,家里的小孩子们也过来问我的工程进展如何(轻笑声)。到第二天下午,呃……(停顿)

于是、于是我们开始在那里挖,后来一些朋友也一个个加入进来。也有一些人说风凉话,笑话我,说我永远也不可能知道那里有多深。于是、于是……呃……(停顿)那条路下面……(停顿)那条路下面……(停顿)

"发现了很奇怪的东西吗?"我问。

非常奇怪。下面是很硬的东西,我们最后只能停下来,我们只能从它边上往下挖。后来我们开始把它从、从、从洞里往外拉,但是、但是我们拉不动,……(停顿)我们想出了一个办法,我们开来了拖拉机,还拿来了铁链,我们有很多铁链,足够可以把那硬东西围起来。那家伙真的很大。我的一个邻居也来帮忙,呃……(停顿,长时间的停顿)

起初我想我是不是捉住了一个魔鬼……。其实那是一大块石头。

我笑了:"你把我带入了魔幻的世界,我很想听。"

然后这、这、这让我想到,为什么只挖这一个洞呢? 我为什么不能挖出更多的石头呢?

"后来你挖出了多少石头?"我说。

嗯,这也是我的孩子们问过我的问题。

这后来成了我每个夏天都要进行的工程。只有我一个人做这件事,因为其他人都觉得我脑子里只有一根筋。后来……（停顿）大部分挖的洞，里面……（停顿）嗯……（停顿）。有一块挖出来的石头的形状像密西根州。

"缩小了的密西根州？"我笑了。他也笑了。

嗯，是的，缩小了的密西根州。我们从、从很多不、不同的洞里挖到石头，有一些石头的形状很好看，是佩托斯基珊瑚石[11]，就是密西根州的州石，我就把它们摆放在路边。如果你到夏雷沃去，可以在路旁看到十块、或者十五块、或者二十块那样的石头，分散着摆放在那里。

"那些工程需要很大的体力吧？"

哦，是的，不过没有你想象得那么厉害。那里的土壤里有很多沙子，比较松软，所以、所以挖起来比较、比较容易。我获得很大的满足感，因为我挖出了这块大石头，还有、还有……（停顿）一共至少有二十五块到三十块石头被我找到，并且、并且挖了出来。我的孩子们开始操心如何继承这些遗产（笑声）。噢，对了，有一次我找到一个当地的工程队，他们有一个挖掘机，只用了一个多小时就挖了这么大一个洞（试图用手比画）。那个人问我："比尔，你要把这块大石头放在哪里？"打个比方说，那块石头就像一辆汽车那么大。嘿嘿（喘息，长时间的停顿）。

"那些石头给你什么样的感觉？"

我嘛，嗯……（停顿）。我感觉好像挖开了这片田地的历史。嗯……（停顿）。我把那些石头从地下带回到了生活中

(停顿)。我妻子觉得我是一根筋。今天那个地方,……那些石头给那个地方增添了特色。那些、那些石头把时间转回去两百年。两百年前的时候那里的农民花费了大量时间,流了很多汗水,……(停顿)把耕地里的石头挖出来,搬到、搬到……(停顿)农民、农民,有一群农民……(停顿)那时的农民做过和我一样的事情,但是他们是为了不同的目的,他们是为了把地清理出来,可以种更多的庄稼。我想我、我是为了美观,为了让大家可以在路旁看到那些石头。

"你为什么会喜欢那些石头呢?"

我、我、我想是因为石头喜欢像我那样的人。(笑)石头不会对我说不。所有的石头……石头,不分新的和旧的,所有的石头在那里,天知道已经有多久了(长时间的停顿)。

"作家们用文字来写作,让以后的人知道他们的思想。"我对他说,"而你,却用石头来写历史。这比文字要重多了(笑)。"我告诉他将来的人们可以读到他写在大地上的文字。

哦,是的(停顿)。不过,我忘记了一件显而易见的事。等到许多年之后,等到一百年之后,也许那个时候有个农民想把那些石头搬去填地里的坑。我想我会感到伤心的。

我想我这天和比尔交谈的时间够长了,于是对他说:"谢谢你花那么多时间和我讲故事。这故事太迷人了。"

哦,你是第一个问我那么复杂的问题的人。

我回想着与比尔的谈话内容。那是一个两百年间农民们搬动石头的故事。历史和时间的循环,告诉我们在其中的位置,以及我们做事情的目的。所有这些都来自一个简单美妙的问题,以及倾听和耐心的等候。在刚走进比尔房间的那一刻我绝没有想到会听到这样一个动人的故事。

但我同时也感受到那只铜制的时钟给我的压力,感受到时间帝国的威胁。我看了一下手机,虽然还不想离开,但却不得不走了,因为时间到了,30 分钟后我有一堂课要上,我的学生们会在教室里等我。

比尔唱起了歌

几周后我又一次来到比尔的公寓。我快步穿过安静的大堂,绕过接待柜台,走过餐厅,然后乘电梯到二楼,这才放慢脚步走进比尔的房间,也走进了比尔的时间区域。我急于想听比尔讲更多的故事,但又努力迎合他的节奏。这次我从"美妙的问题"中挑选了一个很适合他的问题:"你从前在家里听到过什么声音?"

比尔和我一边笑着一边聊着答案,"鸡鸣的声音""马嘶叫的声音""猪吃食的声音"。也许说出这些词语太过费劲,比尔不怕我笑话地模仿着这些声音,故意逗我发笑。起初谈话不那么容易,但当我问起农场里收割干草的声音时,他立即兴奋起来。

嗯,是的,是要收割干草的。我们种草,我们在秋天把草籽撒在地里,到第二年六月的二十日或三十日开始收割。(停顿)我们在拖拉机上装上割刀……(停顿。闭上眼睛回想着)割刀把草砍倒的声音,刷刷刷,刷刷刷,……(长时间的停顿)噢,天哪!

"你累了吗?"

(停顿)我、我们继续吧。

"还有哪些声音?"我问道,"我不想打断你的思路,但还是想问,你心里印象最深的是什么声音?"

当比尔说起农场里每天晚餐后惯例要做的一些事情时,奇迹开始展现了。

我记得农场里的歌声。每天晚上,晚餐以后,我们都会聚集在那间大房间里,我爷爷会拿出他的吉他,开始唱歌……

(比尔开始唱道:)

"我似乎曾经听过这首歌,

这昔日熟悉的曲调。

我记得这旋律,它让我想起曾经做过的

一个梦。在梦里你离我那么近,

我至今不曾忘掉。

……”

我真的惊呆了。比尔的声音是那么有力和柔和,男高音的旋律毫无阻碍地从他的嗓子里流淌出来,丝毫感觉不到颤抖。我暗自庆幸自己震惊的表情没有影响到比尔。他说道:

我们也跟着爷爷一起唱,一首接着一首地唱。过一会儿我弟弟也开始弹起吉他。我们曾经录过音,但我不知道那录音带现在在哪里了。

“你也弹吉他吗?”

我不弹吉他,我唱歌。我弟弟弹吉他,其他人跟着一起唱。

(唱)**“不要晃动,亲爱的马车。一直往前跑,带我回到家。”**

我说:“我会唱这首歌,我们可以一起唱吗?”

我们都笑了,两个人同时清了清嗓子,唱了起来:

“不要晃动,亲爱的马车……”

唱完之后,比尔看了看四周,调皮地问:“外面有人要一起唱吗?”

我们一起把这首歌又唱了一遍,比尔的歌声流畅而有力,有着非常悦耳的音色。接着,他又兴致勃勃地和我聊起农场里的声音。他告诉我说,最伤感的声音其实就是完全没有声音。农场的生产是季节性的,每年农忙时节有很多人带着孩子住在农场帮助做农活,庄稼收割完了就各自回家。每年夏季结束,当最后一辆满载大人和小孩的车开出农场时,比尔和他的弟弟都会站在那里望着渐渐远去的汽车后面扬起的尘土。起先还能听见孩子们的哭喊声,想要在农场停留更多些日子。比尔家的狗似乎也意识到它要等到来年春天才能再和这些孩子们一起玩耍,就使劲地跟在车后面跑。

……然后我们就都站在那里。如果那天刮风,你会看到满地的树叶在飞舞。如果是个晴朗无风的日子,你可以看到汽车沿着那条路一直开上山顶,然后转向另一条大路,消失在山的另一面。我们望着汽车扬起的尘土,然后……,呃,我们就站在那里看着,等着,眼睛有些湿润,因为周围是那么寂静,没有一点声音。那种反差是那么大……哦,我不知道怎样来形容。但是……(停顿),但是没有声音给你的感觉有时候是……(停顿)是一种孤独。刚才还有那么多不同的声音,但是忽然间,什么声音都没有了……

有时, 汽车会熄火。

在我接下来的一次访问中,比尔的情绪似乎不那么高涨。那天我带去的问题是："你在住过的城市里听到过什么声音?"他听了以后仿佛陷入了沉思,久久没有说话。我试着引导他,问他开车的时候听到什么声音。过了好一会儿,比尔开口说:

我心里的感觉好像是开着车在城市里到处跑,然后……(*停顿*)**我在寻找……寻找什么东西**(*长时间的停顿*)。

我问他:"你坐船时听到水的声音了吗?"我试图让他继续往下说。他又闭上眼睛陷入沉思中,却无法整理出一个思绪。

船的声音,水打在船帮上的声音……(*停顿。长时间的停顿。忽然睁开眼睛*)**我今天大概不是一个表现好的学生。**

"我只是很乐意听你说话。你已经在尽力思考了。"我这样说着,心想比尔今天大概不能进行太多的谈话了。于是我把上一次讲的故事又对他说了一遍,就和他告辞了。

"这歌词真好!"

再次去看望比尔之前,我打算要和他谈谈他的长项——音乐。我带去了我的吉他,还带了《古老的巨石》这首歌的词谱。我开始和比尔一起唱这首歌,很快我们就放下吉他和歌词,开始清唱,还用自己编的词来唱。我们从过去的谈话中搜寻要唱的对象和词语:石头,宁静,一代又一代,佩托斯基石⋯⋯。然后我们为这些词语添上颜色和感觉的音符。家庭照护机构的多琳这时正坐在厨房里,一边整理着比尔的药品,一边听我们唱歌,听着我们投入到大脑的创意流之中,找出不同的内容,再用不同的歌词反复试唱。

"灰色的佩托斯基石?"我说。

"灰色的佩托斯基石的影子。"比尔补充道。

他对我讲了他的推想:越来越多的旅游者来到密西根捡拾佩托斯基石,500 年后,地质学家一定会感到困惑,为什么在底特律和芝加哥的公园里也会发现佩托斯基石?

我们就这样填着词,试唱,聊天,修改,再试唱,直到我们完成了这样的新歌词:

古老的巨石呀,为我而开裂吧,

让我藏躲在你的身体里面。

你安静地躺在那里,

看那一代又一代的潮起潮落。

灰色的佩托斯基石的影子呀,

落在夏雷沃的湖边。

多琳从厨房探进身来说:"这歌词真好!"

我也这么想。

　　我对比尔说："我要对你说声谢谢,因为这太有趣了。"他发自内心的笑声很热情,就像他的男高音。当我们准备最后唱一遍并把它录下来时,我对他说音调似乎有点高,但我想我能唱下来。

　　"好吧",他又显出调皮的神情,"唱到最后一句……(停顿)你可以大声地喊。"

　　唱完以后,我还让比尔唱了几首以前在农场唱过的歌曲,并为他录了音。我请一位音乐合成设计师和一位志愿者为这些录音配上和音。我把最后做好的录音成品带到比尔那里放给他听,还把它放进了市政大楼大厅里的"密尔沃基群岛项目"展示中,让市民们可以听到比尔优美的歌声。

　　我最后一次去看望比尔时,带给他一块石头。那不是佩托斯基石,而是我的小儿子在密西根湖边散步时收集到的一块很漂亮的石头。我要送给比尔留念。

　　我同时也在想,我们的家庭照护人员、送餐员、其他上门家访的志愿者,都有机会单独和长者在一起。他们能不能把这些机会转化为有意义的项目的一部分呢? 他们能不能用想象和经历搭建一座走出孤独的桥梁呢?

第十三章
歌声唱响的时刻

2016 年 4 月的一个周末下午,阳光照耀着威斯康星州的福克斯山谷,那里的阿普尔顿市市民中心会议大厅前的停车场上停满了车。当我和我的两个儿子走进会议厅时,里面几乎坐满了人,我们只能顺着走道一直往舞台方向走,找到第三排的三个空座位坐下。我们前面两排坐着的是一些高龄长者,他们身穿天蓝色 T 恤衫,上面写着"正能量音符"。这是今天将要在这里演唱的三个合唱团中的一个。阿普尔顿市所在的福克斯山谷地区有九个"记忆咖啡店","正能量音符"合唱团的十几位成员都是这些咖啡店的顾客。"记忆咖啡店""正能量音符"合唱团以及今天的这个演唱活动,都属于麦克法登夫妇资助的"福克斯谷记忆项目"的一部分。麦克法登夫妇的梦想是要把整个地区创建成一个能够为认知症长者提供帮助的社区。

福克斯河狭窄的河流从山谷中的石灰岩之间穿过,河床渐渐变宽,一直流进温纳贝戈湖。在河的两岸,分布着一些中小型的城市,共有 20 多万居民。这些水域所养育的城市,像阿普尔顿、尼纳、曼纳沙、奥西高西,一直到最南边的坊杜拉,统称为福克斯山谷地区,历史上曾经是伐木业和造纸业非常繁荣的地方。

阿普尔顿是这个地区的文化中心,多年来当地的人们对各种形式的艺术都颇有兴趣。除了有一所劳伦斯大学外,这里还是全国闻名的音乐之乡。我母亲就是在离阿普尔顿不远的地方长大的,她在劳伦斯大学念的书。这所大学至今仍然繁荣兴盛于市中心。它有一幢富丽堂皇的奶油色砖砌建筑,耸立在福克斯河河岸的悬崖边上。我母亲曾经希望我也在这里念大学,然而我却绕开从小生活的中西部地区,去了远在科罗拉多州一所和劳伦斯差不多的学校。那时我一心想见识一下外面的世界,不曾想毕业之后还是回到了家乡。

那个周末我丈夫恰巧在外地出差,为了观看那天的演唱会,我只得收买我 11 岁和 14 岁的两个儿子和我一起开车两小时到阿普尔顿来,因为我不想错过这个机会。当时,我只知道另外一个在纽约的认知症长者合唱团"无法忘却"。而现在在威斯康星州小小的阿普尔顿,麦克法登夫妇凭借着建立一个可以让认知症家庭感受到社区支持的这样一种热情将三个合唱团汇集到了一起。

这天是星期天,正是我十几岁的儿子们睡懒觉的日子,所以我给他们开出的条件是颇有吸引力的。我的大儿子本开始对摄影产生浓厚的兴趣,几个月前他有了一架很不错的照相机。"你替我为演唱会拍照,我付给你摄影费。"我对他说。他很乐意地接受了。"你们俩在车上可以用手机看电影。"我又给了他们一个诱惑。于是我们就出发了。

我丈夫是纪录片摄影师,所以孩子们看过他们的父亲在类似场合如何抓取镜头。本先是在座位上拍了几张照片,然后起身挪到会场边上寻找更好的视角。

第一个登台演唱的是"正能量音符"合唱团。今天的舞台实际上是会议厅最前面的一块平地。他们的第一首歌曲是《晚安,亲爱的》:

晚安,亲爱的。

愿你睡个好觉,做个好梦,亲爱的。

愿你醒来时阳光灿烂、一片光明,

也愿你靠我更近。

……

歌词的含义很厚重。坐满会场的长者家人和照护者们全神贯注地听着这些身穿天蓝色 T 恤衫、可爱的长者们深情的演唱。

假如你在谧静的夜里醒来,请不要害怕,

因为我就在这里,亲爱的,我会把你牵挂。

请把你的爱给我吧,亲爱的,

给我你全部的爱。

本很机灵，他跟着一位当地报社的摄影记者悄悄躲到钢琴后面，这样就可以将镜头对着合唱团照相。合唱团的长者们接着演唱了《山里来的可爱贝蒂》《哦，苏珊娜！》《请告诉我回家的路》等歌曲。其间，观众们开始随着长者一起唱起他们熟悉的歌。尽管由认知障碍长者们演唱《请告诉我回家的路》这样令人伤感的歌曲或多或少显示出一些善意的黑色幽默，但更多的是令人愉悦、大家喜欢跟着哼唱的歌曲。

接下来演唱的是"记忆关怀下的歌者"合唱团，团员由来自五所不同地区照护中心的长者和家人组成，之前已经分别排练了好几周。现在他们分成几排坐在一起，照护者们穿插坐在他们中间。《四月的雨》《寻找一线希望》《银色的月光下》……，这些都是大家耳熟能详的歌曲，会场内合唱团和观众的歌声响成一片。我们似乎不是在听演唱，而是在和长者们一起演出。《你是我的阳光》——所有的人都边唱边摇动身体、拍手打着节拍。我的小儿子和我互相挽着手臂，也与大家一起摇动和打拍。孩子们幼小的时候，我经常哼唱这首歌使他们安静下来。即使现在我自己也经常会哼唱这首歌。最后一首《乐队，继续吧》更是将全场的热情引向了新的高潮。

最后演唱的是那天演出中最大的合唱团"新的歌声"。只见30多位长者从座位上站起来，排着队走向会场的前面，站成几排。这是一个专业合唱团,由劳伦斯大学合唱研究专业的主管担任专业指导,从 1978 年开始就经常在当地演唱,很受居民们的喜爱。他们可以演唱中世纪的牧歌曲调,也可以演唱当今百老汇风格的歌曲,每次演唱都引来观众们的热烈掌声和叫好。过去几年中,他们有意转到参与社区生活的方向上来,将音乐与人们的日常活动和普遍关切点相结合。这一年合唱团选择和"福克斯谷记忆项目"合作。那天他们演唱了《山脉之家》《奇异恩典》《蓝色天空》,最后一首是《彩虹之上》,合唱团在曲调中添加了多层次动听的和声,并示意观众们一起跟着唱。

没有什么能比人们一起合唱更有魅力的了,每个人的歌声合着同样的节拍汇集在一起,整个会议厅荡漾着一片和谐的旋律。那是谁的声音?谁在唱那个和声?你回头望望周围的人群,却难以分辨。所有的人用歌喉发出同一种声音,用同样的节奏唱着熟悉的歌词,这时他们不用担心遗忘。这真是一个令人惊叹的时刻,这一刻大家在一起创造了一种美好,它超越了所有的忧虑、遗憾和痛苦。感谢麦克法登夫妇精心策划和组织了这样一个活动,他们投入了大量的情感、精力,还有爱心。

那一刻我又哭了。我在参与合唱时总是会哭,这也是我从来没有正式加入过一个合唱团也没有走上歌曲写作的职业道路的原因,虽然我曾经很想那么做。我妹妹是一个专业歌剧演唱家,我看过她的演出,当她张嘴响亮地唱出动听的意大利曲调时,我的眼泪就忍不住会流下来,也许是因为她歌声里的美好和力量感动了我,也许是因为那呼吸和节奏很像是在祈祷,也许眼泪就是我的内心感受到惊叹时的自然反应。

我的小儿子威尔看着我笑了,"瞧,你又流眼泪了。"他知道我会哭的,于是把肩膀向我靠得更紧一些。

回家后,本把他的照片上传到电脑里给我看。他还真抓拍到了一些可爱的瞬间。我从照片拍摄的角度可以看出他小心翼翼地与合唱团保持着一定的距离,不知是因为感到害怕,还是因为表示对他们的尊重?尽管这样,我还是从照片中感受到了惊叹。从演唱者的眼睛和嘴角,可以看到他们因为意识到可以全身心地投入而显示出的平静和快乐。我脑子里回响起演唱会最后一首歌《彩虹之上》结尾的那几句唱词:

为什么,为什么我不可以呢?

是的,我可以的。我们每个人都可以的。

"不只是跟着唱"

玛丽·伦纳德是明尼苏达州"献出歌声"合唱团的行政主管。她始终认为参加合唱团不单单只是跟着一起唱。她告诉我说:"跟着唱是一件很好的事情,但是我们的合唱团还要让大家参与学习新的音乐,学习在更大的公众场合演唱。"2018年,她请来歌词作家路易莎·卡斯特纳和作曲家维克托·苏潘,把合唱团成员创作的故事和乐句编写成一个合唱剧《爱不会忘记》,排练后于当年的6月在圣保罗市的奥德威歌剧院演出。玛丽和她妹妹玛琪几年前创办"献出歌声"合唱团的初衷是为了纪念她们过世的父母,她们的父母生前都经受认知症的痛苦。玛丽本人曾经是明尼苏达州-北达科他州阿尔茨海默病协会的行政主管,因此她很了解那些居家的认知症长者所面临的挑战,例如孤独、抑郁、无能为力而引发的自责,等等。同时,玛丽和玛琪都认识明尼阿波利斯市麦克费尔音乐中心的吉妮·布林德利-巴尼特,她和其他人一起做了一个"麦克费尔生命之音项目",他们的高龄长者合唱团获得了很大的成功。于是玛丽和玛琪决定创建一个合唱团,并邀请吉妮担任合唱团创办第一年的音乐指导。

为了启动合唱团的活动,玛丽和阿尔茨海默病协会的照护者团进行了合作协商。当合唱团开始为期14周的排练时,集中在一个房间里的30位成员,包括认知症长者、照护人员和志愿者。著名的老年学家海伦·基甫尼克也在其中。非常巧合的是,很多年以前海伦曾经是我的学位论文委员会的委员。因此我迫切想要和她重新建立联系,听她分享参加合唱团的经过和感想。"起初我在合唱团唱次女高音,因为他们需要这样的声部。"海伦告诉我,"这对我是一个有趣的挑战。"海伦参与了进去,还仔细观察周围的一切,和她的研究助理讨论和评估合唱团的排练和试演效果。"参加合唱团可以获得关于音乐和音乐创作的奇妙感觉,也可以激发人们成为团体一部分的积极的主人翁精神,并且享受因之而产生的美好感觉。每位参与者都在学习,在变得熟练,每个人都在帮助别人,同时自己也受到别人的帮助。观看演出的人简直不敢相信他们所看到和听到的一切。"

海伦最想说的是"献出歌声"合唱团如何使她对长者的失能有了新的想法。"这里发生的很多事情不断地告诉我,每一个人都有能和不能这两个方面。"海伦说。有一些参加演出的长者有比较严重的认知障碍,包括两位患有失语症的长者,虽然她们讲话的能力遭受损伤,但却能够在合唱时和大家一起唱歌。其中一位还告诉海伦的研究助理,如果在参加排练后做一个脑力治疗,她甚至可以开口说话。她的丈夫说他当初爱上她就是因为她有一副漂亮的嗓子。参加合唱团的排练后,他每周又都可以听到她的歌声了,这使他再一次坠入了爱河。

和玛丽一样,海伦也看到了"献出歌声"合唱团严格的期望值所产生的魅力。为期 14 周的排练每周要进行 2 小时,由一位专业的音乐指挥担任指导。吉妮认为,如果期望值太低,一味迁就长者现有能力的话,参加活动的长者就会被婴儿化。"我们要像对待我们自己那样对待他们每一个人。"她说。她有许多和高龄长者合作的经验,但却从来没有遇到过一个基本上都是由认知症长者组成的合唱团。这对她是一个新的领域。"我要不要教给他们新的东西呢?"她暗自琢磨着,然后想到,"只要我们能够激发他们内心灵魂上的共鸣,就可以让他们接受新的音乐。"而共鸣是通过演唱得到的。

吉妮决定设立比较高的目标,同时排练时也要照顾到每个人的状况。有些长者能够读懂乐谱,有些却不能。因此在提供乐谱的同时,她总是准备好录音,以便部分长者可以通过听录音学习。她给我讲了一个曾经让她激动不已的故事。在第一期 14 周的排练差不多进行到一半的时候,有一次合唱团里一位名叫肯恩的长者举手要求讲话。吉妮知道肯恩在高中的时候演奏过乐器,是学校乐团的成员,进入大学也演奏过一阵子,但现在由于认知症已经不会读乐谱了。"但那天肯恩举起手,看了看眼前的乐谱说:'等一下,你说是升 F 调,但我怎么没有看到?'天啊,他又能看懂乐谱了!"

吉妮看到这个群体的能量和渴望学习的劲头,感到很惊奇。"他们试图要在歌唱能力方面走向更高一个台阶,"她说,"他们做到了,他们的读谱和视唱能力在我看来是个奇迹,他们甚至能够唱三部和四部的和声。"合唱团第一场演出时,观众席上坐满了 250 多人。在当地公共广播电台的帮助下,演出成功的消息很快传了开来。第二期排练时,合唱团的人数从 35 个增加到了 70 个。到第三期 14 周的排演周期结束时,合唱团有 90 位成员,不得不分为两个组。吉妮认为,这说明生活在社区里的长者渴望获得一种积极的有抱负的东西,这是件很好的事情。"我们人类直到生命的最后一刻都会是具有创意的,"她说,"我们生命中一直在成长的一样东西就是创意。我们要向所有的人提供条件以获得这种体验。"后来,合唱团发展到了 180 位成员。他们的活动经费都是由私人公司和个人募捐资助,他们的网站和培训材料在全国各地至少引发了 20 个新的合唱团的成立。

"献出歌声"合唱团的成员有许许多多的生动故事,包括关于长者的、照护伙伴的、志愿者的,等等。对活动的研究结果也是非常奇妙的。在我们对一个合唱组的研究中发现,参加排演的认知症长者和照护伙伴双方在减缓压力、提高生活质量方面都朝好的方向有所转变。但是由于我们的研究对象少于 20 人,尚无法作出结论性的判断。随着世界各地组织合唱活动的社区日益增多,对参加这些活动的研究也表明,高龄长者,无论是否患有认知症,参加社区合唱可以使他们增强社交联系,提高生活幸福感和个人尊严,同时可以减缓抑郁和焦虑。有一项最权威的研究是由加州大学旧金山分校的朱琳·约翰逊博士主导的,她领导的研究团队在三年时间里对 12 个照护中心的合唱团共 390 个演唱人员作了随机调查。这些合唱团都有专业人员指导和伴奏,每周排练

90分钟,定期举行数场演唱会。调查的结果表明,经过六个月的排练和演出,合唱团成员告诉调查者他们的孤独感减少,对生活的兴趣增加了。专家们尚需要更多的资金支持来扩大专业研究的规模,目的在于发现歌唱活动对身体或认知方面的直接影响。但至少我们已经知道,唱歌有着不可否认的神奇力量,就像老年学家海伦·基甫尼克所发现的,长者们"在学习,在变得熟练,每个人都在帮助别人,同时自己也受到别人的帮助。"玛丽和吉妮听到的长者反馈是,合唱活动给了他们一个希望,一个早晨起床的理由,一种和他们的照护伙伴分享欢乐的途径。最根本的是通过提高心理期望消除了他们的自卑感。

　　有一次我在圣保罗市的奥德威歌剧院的舞台上见到了玛丽,她那时正和合唱团的长者们一起排练。"你简直不敢相信,他们能唱九首新学的歌!"她对我说,"有许多人,包括医疗和照护行业的人,认为认知症长者只要让他们吃得好些、做些力所能及的活动就可以了。他们没有看到这里的60个歌唱家,他们在全身心地投入到歌唱和创作之中,精神状况和原先大不一样了。这真是个奇迹!"

第十四章
"你真的住在这里吗?"

2018 年 6 月的一天,我为了一个新办的艺术展览来到我们大学的艺术展览厅。透过展览厅的大玻璃窗,可以看到两个艺术专业的本科生莫莉和查理正忙碌着往一张张小桌子上摆放冰茶、柠檬汁、杯子和纸巾。莫莉在学校学习的专业是纤维艺术,她两只耳朵上戴着耳环,脸上架着一副 20 世纪 50 年代风格活泼的眼镜。查理是珠宝专业的学生,他的金色短发梳理成一种大胆夺目的发型。他们俩和其他许多同学为这个展览已经筹备了好几个月,今天终于要开幕了。展品已经收集齐全并且摆放妥当,请柬也已经发了出去。他们还设计和印制了很多海报,通过一群住在东城堡广场照护社区的长者们的帮助,把海报张贴在城市东边的一些长者社区、照护中心内以及一些商店里。这是展览厅一年一度的艺术节,他们将在这里展出这一年来密尔沃基市分校的学生和不同社区的高龄长者一起创作的艺术作品。

莫莉和查理的心里似乎有点忐忑不安,担心展览是不是能够成功。展览厅位于一条单向行驶的街道上,从照护中心开来的大巴士只能停靠在马路的另一边。只见一群撑着拐杖、扶着步行器或者坐着轮椅的长者依次下了车,步履蹒跚地穿过马路,迫使其他经过的车辆停在那里排成了长队。终于,所有的人都安全到达展览厅的门前,受到同学们的热烈欢迎。几周前刚刚毕业的克里斯蒂娜也在这里迎接她的邻居和朋友——来自欧维辛照护社区的长者。过去一年她就住在那个社区,在课余时间为长者们设计和举办艺术活动;社区则为她提供免费宿舍。这是"艺术生进入社区项目"的一项内容。正像她所说,"我大学毕业那年最想做的事情就是要在长者社区中生活。"

"艺术生进入社区项目"是为了让学生们和高龄人群有更多的交往和互动,从而使年轻人和长者之间有更多的了解和联结,弥补双方之间的代沟。

对于人生高龄阶段的歧视观念,以及对于进入中老年之后生活的消极刻板印象,在社会上普遍存在而且非常顽固,就像污渍渗透到布料里面,很难清除掉,而人们对此也渐渐习以为常。对高龄很不公平的负面看法占据着我们生活的每一个角落,从职业选择和工作岗位一直到住房、医疗、媒体关注度、教育系统,等等。这种状况对每个人的身体和心理健康的影响是非常大的。一项研究表明,对高龄持有消极看法的人的平均寿命要比持有积极或中性看法的人少7.5年。另有研究表明,当高龄长者自己对衰老产生负面刻板印象时,他们在工作和情景记忆测试中的表现就会变差,而这种记忆形式是至关重要的,它可帮助我们及时调整今后自身的人生轨迹。

世界各地工作在长者照护领域的人们多年来一直在为此呼吁,因为他们知道人类社会将会面临怎样的一种状态。随着高龄人群数量的不断增加,社会对于服务于这个人群的人员配备需求以及对相关领域研究人员的需求会大大增加,这将会产生严重的人员不足,包括临床职业医师、行政管理人员和一线员工,而正是他们担负着照护高龄长者的日常身体需求和培养高龄长者的健康意识的重要责任。为招聘到足够的人手以满足这种需求,长者照护系统既要抵御那种认为"和高龄长者打交道会令人感到压抑而且会缺乏'治愈'的满足感"等不正确的观念,又要在相对比较低的薪酬预算的困境中挣扎。当社会需要大量的人员服务于迅速增长的高龄人口时,仅仅依靠市场的力量显然是行不通的。例如老年专科医生十分稀缺,但其收入却大约只有心脏专科医生的一半。

社交媒体在这方面也不能起到相应的帮助作用。尽管近年来使用社交媒体人群的平均年龄有提高的趋势,但在2014年的一项对84个虚拟社交群的统计调查中,用户的平均年龄仍然只有 29 岁。同时这项调查还发现,除了一个群之外,其他被调查的群对高龄长者都有或多或少的负面看法,例如认为他们喜欢苛责别人,或者希望他们不要去公众场合参与诸如购物这样的生活活动。

自从罗伯特·巴特勒博士在 1969 年创造"高龄歧视"这一词汇以来,对这一现象本身及其于社会文化影响的研究并没有太多的进展。最近,有一种观点正在浮出水面,即高龄长者对自身年龄的负面看法会造成身体和认知健康方面的不良影响。那么它对于年轻人群的影响又如何呢? 药房和其他商店中陈列的那些"防衰老""防老化"产品所暗示的年龄偏见会造成怎样的影响呢? 现在的年轻人就是将来的高龄人群,如果他们对衰老现象嗤之以鼻,或者缺乏和高龄长者真实生活的亲密关系甚至对此毫无概念,会产生怎样的后果呢? 这对年轻一代的身体和认知健康会有什么影响呢? 还有,对他们的职业选择、对他们一生中家庭和社会的人际关系会有什么影响呢? 对高龄生活的消极看法会不会妨害年轻人展望前途、计划一个有意义的人生的能力呢? 会不会影响他们帮助邻居和其他公民的能力呢? 高龄歧视会不会引发人们轻率和不负责任的行为呢? 高龄歧视在文化上的元素和内涵会不会制造出玛格丽特·格莱特称之为"年轻人优先主义"的思想呢? 假如真是这样的话,当时间给他们自身带来身体和心智的衰老变化时,他们将如何应对呢?

的确,要回答所有这些问题是一件困难的事,因为这需要跟踪人的一生经历才能找出答案。但是,我们也许可以透过一扇小小的窗户窥视到年轻人和高龄长者这两个不同年龄段之间建立起有意义的联结的有益之处。我们的艺术展览厅就是这样的一扇窗户,从这里我们可以看到在过去的一年里,学生们和长者之间通过艺术创作形成的友谊达到了怎样的峰点。在这本书的其他章节,我首要的关注点是高龄长者的经历和感受。而在本章,我将专注于分享学生艺术家的故事和启示,以展开一条通往更多的代际友谊、最终能够理想地减少高龄歧视的道路。

当初我们学校的"艺术生进入社区项目"刚刚起步的时候,学生们对它的看法大都受到社会上通行文化的影响。他们对高龄长者的称呼通常是"老年人",还把与高龄长者一起工作和在幼儿园和小学校教孩子们画画和做手工相比较。而我的工作则是鼓励学生们对类似的心态提出疑问,并且训练他们接受新的生活体验。但具体来说应该如何才能让一个 20 岁左右的年轻人准备好在社区和高龄长者一起生活长达一年之久呢? 有哪些事项应该事先和他们说明,哪些又应该留待他们自己去发现呢? 对大部分学生来说,死亡只是曾经发生在一件远房长辈身上的事;身体脆弱就是一个个在停车位、公共汽车座位上和公共厕所的门上看到的、用蓝色或白色简单明了地画出的一个坐在轮椅上的人像图标。我应该如何让学生准备好在安静与喧闹、静止与速度之间取得平衡呢?又应该如何向学生解释时间和记忆叠嶂层峦般的结构和变化呢?

经过几年的实践,我和照护中心的员工和长者一起找到了一套方法。首先,我们在招聘学生参加"艺术生进入社区项目"时提供一些吸引人的条件:体验对不同生活的探险、提升学习目标、积累生活和工作经验,还有就是可以省下可观的租房费用。其次,我们会在面试时尽量想办法把应聘学生"吓"跑。我和照护中心负责这个项目的经理、长者代表一起,和应聘的几位学生坐在会议桌旁,向他们介绍每个人可能会遇见的实际情况。比如,你精心准备了一套和长者一起开展艺术活动的计划,但后来却发现你恨不得把它扔到窗外,因为你的计划根本实施不了;尽管如此,你却可以在那种场合学到令人难以置信的即兴创作的技巧。又比如,你的同龄朋友们闲暇时不再来找你了,因为有长者在周围他们会感到不舒服,而且他们也不理解你为什么要住在这种地方。其实这应该不是坏事,也许这样的朋友并不是很棒的朋友。而且你会结识新的朋友——高龄朋友。他们有着丰富的生活经验,是出色和可靠的朋友。但他们也许会生病,甚至有可能在你住在这里的其间离世。

有些学生在这样的面试之后就退出了。我认为这对他们来讲也是正确的选择。还有些学生选修了太多的学分或做了太多的兼职,如果要增加在照护中心的工作时间,再加上情绪和情感上的挑战,他们也许会受不了的。那些没有被我们吓跑的学生就留了下来加入我们的项目。但此时他们对照护中心的境况仍然一无所知。为了帮助他们的培训能顺利开展,我们为每个学生指派了一位员工导师和一位长者导师,在学生入住社区的头一两天先进行一次预备活动,由导师们向学生介绍社区的环境以及和长者互动的技巧,他们还一起制定一套行为准则,用以指导这一年中的实践和活动。在莫莉和查理加入项目这一年,"艺术生进入社区项目"的行为准则除了例行的"做好工作准备""遵纪守时"等之外,还有一些其他的标准:

- 能适应不同情况的变化,要耐心、谦逊、言而有信。
- 具有培养自身活泼的感染力和善于求索的精神。
- 善于表达感激和珍惜之情。
- 不要随意低估长者的能力。
- 花时间融入长者的生活。

虽然经过这些准备,学生们仍然会有紧张和不确定的情绪。艾琳是一个总是带着热情微笑的视觉艺术专业的学生,比克里斯提娜早一年住在欧维辛社区,她至今还清楚地记得当初入住时的情形。她的朋友们那时都已经搬进各自租下的公寓了,"我母亲帮我把行李用品装进了她的车里,我们把车开到欧维辛社区门前的环形车道上,我抬头环顾了一下,心想,哇,这就是我今后一年要居住的地方。"同样,职工们也需要适应新来的学生。"他们每个人都问我是不是来照护我的爷爷或奶奶的,"艾琳告诉我,"我每次都要解释说,'不,我自己住在这里'。"

然而第一天的经历也让艾琳感受到了长者的慷慨和大方。刚搬完东西,她觉得有点累、有点饿,"我带着罐头午餐,但是忘了带开罐器。"于是她敲了敲隔壁的房门,向邻居长者介绍了自己,然后问能不能借用一下开罐器。"她看上去似乎有些犹豫,我觉察到了之后就想退回去。但她向我招招手说,'哦,没关系的。'她把一个电动开罐器递给了我。"艾琳说。吃完午餐,艾琳把开罐器送还给那位长者,她已经知道她的名字叫凯伦。凯伦却显出吃惊的样子,"她以为我是向她要这个开罐器,没想到我会还给她。难怪她先前会犹豫,但结果还是给了我。我简直不能相信她会把一个电动开罐器送给一个陌生人。"这是一个动人的长期友情的开始,艾琳离开那里之后这种友情还一直延续着。"我在葡萄牙旅行时还和她视频通话呢。"艾琳边回忆、边又露出快乐的笑容。

克里斯提娜也是经过一段时间以后才适应社区生活的。"我记得开始的时候要让自己把欧维辛社区当作自己的家总是有点怪怪的感觉。"她在最后的总结报告中写道,"每天在学校下课以后,'啊,可以回家了,'然后就自然而然地往以前住的方向走,过一会儿才忽然想起,我现在的家是在照护中心。"但这种情形逐渐就不再发生了。"我现在感觉自己更像是欧维辛社区的一员。"克里斯提娜写道。

学生们在了解到社区的环境和生活节奏之后,就开始着手他们的艺术活动,渐渐地和长者们融合在一起。好几个学生曾经说起被人关心着的感觉是多么好。艾琳每天骑自行车去学校上课,社区的长者朋友们看到她的自行车停在大门口就知道她回家了。"有一天下大雪,我就把车留在了学校,坐公共汽车回到社区。"艾琳和我说起,"这引起了大家的一阵紧张。到了晚上邻居们看不到我的自行车,都在为我担心,以为我因为暴风雪迷路了。"

住在社区里的艺术专业学生设计的活动主要着眼于互动和营造气氛,同时也注意艺术技巧的提升。我被他们在这方面的创意所打动。伊恩住在东城堡社区已经有两年了,他举办过一次代际游戏和交换T恤晚会。他邀请大学里的朋友来社区和长者们交换旧衣服,互相学习"羊头""克里贝奇"等纸牌游戏。莫莉举办过制作毛绒肥皂套、做纽扣、编织等活动,社区里的长者纷纷拿出所需要的材料参加她的活动。塔尼娅举办过T恤印花活动,她给活动起名为"爱的一天"。"我太喜欢那次活动了,"她说,"我有一个朋友会弹吉他,我请他来为活动演奏。我们在T恤上印上石头图案,中间带有心型形状。"他们就这样做着看似简单的事，但长者们觉得很有趣，活动室里挤满了人。"我们还让每位长者讲一个关于爱的故事，或是回答一些关于爱的问题。我记得和我住在同一条走廊上的海伦告诉我们，她和她丈夫结婚已经那么多年了，以致于情人节的时候不再互相送卡片，而是一起到超市，在摆放情人节卡片的货架前把卡片上的文字互相念给对方听。"

学生们住在社区的一年中，每周轮流和员工导师和长者导师谈话一次，每个月一起开会一次。他们抗拒着自己心理上的畏惧，在情感的世界里航行，逐步成为社区中的一员。"我真心地感谢你们。"索林在一次月度会议上说。他是表演专业的学生，住在路德庄园的泰瑞斯自理长者公寓。自从加入"珀涅罗珀项目"之后，路德庄园的长者们开始在拉斯迪的指导下创作和排演新的原创节目，他们也很期待有一位受过科班训练的艺术专业学生住在他们那里。索林入住以后很快就和这里的长者们打成一片，然而却受到自己同龄朋友的不满。"我原来的朋友们不理解我现在的生活，这和他们的生活方式截然不同。然而我投入到这里的生活后感到颇有收益。"

学生们在社区中经常遇到类似"请等一下，你真的住在这里吗？"的情形。艾琳告诉我，有一次她在电梯里碰到一位长者，那位长者因为经常看到艾琳在社区中走动，以为她有很亲近的家人住在这里，就问她是来看望谁的。"我自己住在这里。"艾琳告诉那位长者邻居。那位长者邻居听了之后过了好一会儿才似乎弄明白，却又带着同情的语气轻声问道，"你的身体有什么问题吗？""哦，没有"艾琳赶紧笑着解释，"我住在这里是为了能和你们一起开展艺术活动。"

吸引索林参加"艺术生进入社区项目"，是因为他了解到参加表演有利于身体和情感的健康，所以希望能和长者们分享这方面的益处。他是一个将近一米九的高个子，金黄色的头发，后背曾经受过伤，疼痛了好几年，后来学会了打坐冥想和做瑜伽，才逐渐解除了这个困扰。他入住路德庄园的头一个月中，初步了解了这里的环境和生活，就开始改变自己原有的设想。他注意到他的邻居中有很多人在健身房有固定的活动日程，又提出要学习写作的想法。于是他组织了一个写作小组，每周活动一次。活动的进展比较缓慢，开始几周大家写一些短诗以及关于各自生活经历的短文。索林心想也许他可以和长者们分享一些他自己写的东西。"于是我在活动时朗读几个月前写的一篇自传体文章的片段。念到一半，我意识到文章里的一些内容是关于自己的爱情故事，顿时刷的一下脸红了。"索林在一次碰头会上讲这个故事时，脸又红了。"这时，有个叫乔伊斯的长者走过来拍拍我的膝盖说，'没事的，孩子，我们听过这样的故事，也都经历过这个。'"

到了春天,索林在学校参加的剧团排练了莎士比亚的《理查三世》,但是因为一个意外的原因他们原先预定的剧场不让演出了。于是他在路德庄园的泰瑞斯公寓准备了一个活动室,邀请剧团去那里演出。那天,场内坐满了观众,长者们高兴而又好奇地欣赏着学生演员们的表演。后来在索林快毕业时,他邀请长者们一起到城市的另一头去观看他在学校的最后一场演出。那年的艺术节,索林请写作小组的长者们朗读各自创作的作品,做了录音。参观艺术节的人们用耳机倾听他们写下的诗歌和故事。

在结束社区居住生活前,路德庄园安排了一个有长者、家属和员工参加的告别会,原本已经有不少舞台经验的索林,在给大家致感谢词时却因激动而哽咽得几乎说不下去。

莫莉毕业后担任了"艺术生进入社区项目"的经理职务。她一直有一个想法要将学校的艺术节扩展成全市性的活动,还设想和"时光流转"合作,将"艺术生进入社区项目"推广到全国范围。只有打破大学生和高龄长者之间那种平时没有被关注到的年龄隔阂,他们才能真正地了解彼此。有些学生起初是为了得到免费宿舍而报名参加"艺术生进入社区"项目的,虽然事后每个人都觉得和长者一起生活不是一件容易的事,但所有的人都说如果有机会他们还会再到社区来。克里斯提娜说进入社区"是我到目前为止最出乎意料、然而收获最多的时光,也是我将来一生中最值得珍惜的事情之一"。

我想知道学生们是不是只是为了拿到好的分数才写下这样的总结,于是发了一份匿名调查信给所有参加过"艺术生进入社区项目"的学生,结果几乎所有的回答都肯定了这段经历。有一份答卷上写道,"这是我经历过的最具挑战性、遇到的困难最多但也是最美好的一段时光。我还会再次申请参加这个项目的。"

我想我们应该把"艺术生进入社区"的模式变成常规性的安排,让更多的年轻人懂得对高龄长者的尊敬,懂得如何与他们互动;同时也让长者照护社区意识到他们可以邀请年轻人来丰富长者们的日常活动内容,增加长者们的生活意义。

第十五章
"请你为我停车"

　　我在与"车轮上的餐厅"的司机一起出行的路上，留意到一些使我感到困惑的事情。当我开车跟在约翰尼先生后面停在一栋又一栋公寓楼前的时候，经常可以看到马路正对面就有一家食品杂货店；有的地方整条街上都是餐馆和商店。有些每周三四次从"车轮上的餐厅"收到餐盒的长者，其实在离他们家门口几十米远的地方就可以买到价格实惠而可口的食物。然而我同时也观察到，在那些将长者住处与商店和餐馆隔开的四车道或六车道的大街上，来来往往的各种车辆以每小时六七十公里的速度行驶着，有些甚至开得更快。我自己甚至在绿灯的情况下穿越这些马路时都会感到有些害怕，更无法想象那些长者如何才能安全地通过。或许他们才走上几步就会听到催促的喇叭声，或是看到汽车在慢慢地朝他们挪动，迫使他们加快脚步。

　　受此启发，我们在"今天的美妙问题"中增加了这样一道题目："有没有这样一条马路,你想步行到对面,但又觉得太危险?"之后我们收到了大量的回复,有些由送餐司机带回来的手写卡片上列出了四五个路口的名字。一位女士拨打了我们项目的语音信箱热线,分享了她对长者过马路的恐慌感觉。她住在一个繁忙的十字路口边上的公寓里,马路对面是一家超市。她说她不敢从自己家的窗户往外看,因为怕看到过街去超市的长者会被某辆汽车撞倒。对那些在马路上驾驶车辆的司机们来说,行人似乎是多余的,是对他们开车的干扰。

能不能邀请长者一起让他们的社区发生一些有意义的、可持续的改变呢? 他们虽然身体脆弱,但并不缺少兴趣和能力来塑造将来会留给后人的世界。

几周之后的一天,我和鲍勃和黛比一起坐在凯利长者中心的一张会议桌旁。他们俩是一个长者生活倡导组织中的谦逊而有力的领导人,那个组织的名称是"南岸社区治理联络委员会"。那是一个大名鼎鼎的小团体,由社区退休人员和地区服务机构的领导人组成,具备很强的执行力,目前正致力于行人的安全问题。他们所服务的社区中的长者们被最近发生的几起致命车祸吓坏了,其中有次一名长者当场毙命街头,而当时马路上来往的车辆却没有停下来施以援手。鲍勃抱怨说他们无法使当地的市议员认真对待这个问题。"他把我支开,说他要应对那些暴力犯罪分子和其他棘手问题,顾及不了不为行人停车的司机。"我告诉鲍勃和黛比,我觉得我可以帮助他们达到想要的效果,我们或许可以利用街头表演的形式来引起司机们的注意,也以此争取市议员的重视。根据他们以往的观察以及我们从数百个"今天的美妙问题"的回复中汇总出来的地图,我们选择了密尔沃基市和周围城市的三个十字路口,决定在那些地方举办我们的活动。

然后我们和索杰剧团和威斯康星大学密尔沃基分校戏剧系的学生合作,先行展开了一场调查。事实证明,行人中最容易受到伤害的是儿童和高龄长者。2017 年,全美国有 5 984 名行人死于车祸,比 2007 年增长了 27%。在这些死亡人员中,长者占 19%,儿童占 21%。造成这种增长的原因很多,但是最明显的可能是在这十年里,手机变得无所不在,开车时使用手机成了常见现象;还有公立高中逐步取消了有关安全驾车的教育课程;运动型汽车的数量显著增多,这种车辆的保险杠较高,对行人来说也更致命。我们的调查还呈现了这样一个事实:汽车以每小时 30 公里的速度和以 50 公里的速度行驶时撞到行人后的区别很可能就是受伤和死亡之间的区别。所有这些令人伤感但却切切实实的数字及事实,是我们倡导行人安全活动的有力论据。

我和戏剧系的学生去了南岸委员会确定的三个十字路口作了查看。我们带着卷尺、画笔和一个巨大的画板,在那些地区实地行走,体验穿越马路的感受;我们画了地图,测量了距离，记录了交通灯转换的时间间隔，还注意到了人行道破损的地方。然后我们寻找到周围的老年公寓和学校，询问物业管理的经理们是否有兴趣主办一个"如何使车辆停下、赋予行人权力"的研讨会。我们看到在其中一个路口的200米范围内有五栋老年公寓楼，而在街对面的拐角处有一家食品杂货店和一家药房。这五栋公寓分别都备有面包车送长者去那些商店，因为让他们自行穿越马路实在是一件太危险的事情。

在另一个地段的十字路口，有两所学校正对着马路对面的一栋普通住宅大楼，每天上下午的两个时段都会有一名警卫帮助学生和其他行人穿越马路，当地警察部门每天也会派一名警察到路口执勤，因为他们担心司机们不把学校的警卫放在眼里。我和学生们在那里测量和绘图的时候和一位路过的女士攀谈了起来，在了解了我们将要进行的表演后她很高兴地表示愿意参与进来。她经常坐公交车到市中心去，而每次步行到街对面车站去的时候都会感到很紧张。"我们会让你安全通过的。"学生们向她保证。"好的，"她说，"那天我正好要坐车去看医生。"

进行实地调查的同时，我们找到了来自澳大利亚的"创意发明者"和社会活动家大卫·恩威奇，他为自己设定的使命是使骑自行车的人和徒步行走的人在道路上更安全。他的做法是什么呢？用他的话来讲，是呼唤汽车司机们内在的人性感。恩威奇认为,使用幽默和引人入胜的故事可以吸引司机,打破他们开车时的紧迫感和冒进心态,迫使他们放慢速度。他早期为骑车者及行人在街道上所做的工作还基于这样一种分析,即汽车行驶的速度与骑车者及行人的退缩行为有关。这正是鲍勃和黛比他们所观察到的现象:长者们因为害怕而不敢再尝试步行穿越马路了。

我们还了解到发生在美洲另一端的一个故事,南美国家哥伦比亚的首都波哥大新上任的市长莫库斯也在使用类似的方法。那个城市是南美洲车祸发生率最高的地方之一,为了整顿杂乱无章的街道,莫库斯雇佣了 420 名街头哑剧演员嘲弄那些无视交通规章的人们,包括司机和行人。这位市长以非正统的管理方式而闻名,他这样描述自己的哲学:"知识会增强人们自控的能力。如果大家了解规则,并且对艺术、幽默和创意产生感觉,就可能愿意作出改变。"他的方法奏效了。在他任职其间,该市的交通死亡人数下降了一半。受到恩威奇和莫库斯的启发,我们团队决定着手编写一个可以用作街头表演的剧本,不仅要引起司机们的兴趣,还要引起当地官员们的注意,因为他们似乎对自己选区众多长者选民在交通安全问题上的焦虑和紧迫心情充耳不闻。

编写一个怎样的剧本呢?在密尔沃基市,一群嘲弄司机的街头哑剧演员很可能会当场被汽车撞飞。我们的剧本故事要借鉴我们自己的文化本源。怎样的角色才能引起司机们的兴趣,迫使他们停下车或放慢速度? 什么样的故事情节才能如此一目了然,以至于可以在 20 秒钟甚至更短的时间内将必要的信息传递给对方? 我们所要发出的信息是:交通信号灯应该保证行人安全通过。

为了发掘一个能够在当地引起共鸣的故事内容,我们在一些长者公寓和长者照护中心举办了研讨会。参加研讨会的有身处不同状况的长者,从走路稍稍不稳到需要坐轮椅的,从没有认知问题到勉强能够理解我们问话的。我询问与会的长者:"行人和司机需要有怎样的对话和交流?"我听到一片愤怒的喊声,甚至看到几个竖起的中指。许多人告诉我:说什么都没有用,因为车窗是关着的,司机根本听不见,我们对他们无能为力。"那么如果当你可以和司机讲话的时候,你会说什么呢?"我追问道。同样的是一些气愤、报复和沮丧的反应。然而,在一个会场上,一位女士从轮椅中欠过身子,面对我正在记录现场反应的手机摄像头,用她细细的声音缓慢而确定地说道:"我会说很简单的一句话:请你为我停车。"

于是,我们项目的主题口号就这样产生了:**"请你为我停车!"**

至于剧本本身,它来自于一场头脑风暴式的讨论:行驶中的汽车在什么时候、什么情况下才愿意停下来? 我们所在的密尔沃基市位于密西根湖沿岸,有三条河流穿过市区,因此在市中心你经常会听到叮叮当当的警铃声,看到闪烁的红灯,以及一条画着红白相间条纹的巨大安全护栏下降到路面,横跨整个街道;接着,河上的桥面缓缓升起,一艘有着高大桅杆的轮船穿过桥洞顺河而下。这种情形已经在汽车司机们的心里形成了一种固定程序:听到警铃声,就知道必须停下车来;你不能继续往前开,不然就会掉进水里。你唯一能做的就是踩下刹车,耐心等候。这不正可以完美地成为我们的故事和表演的情节吗?我们所有的人——戏剧系的学生、索杰剧团的演员,以及在现场和我们一起穿越街道的任何人会共同组成那条护栏,护卫着一艘艘轮船,即我们的长者们通过路口,司机们会停下车来的。希望如此。

索杰剧团的设计师香农开始了设计工作。她绘制了轮船上各种风帆的图片,让我们做成模型。其中一幅是一个巨大的长方形上桅帆,上面画着漂亮的条纹和围边;还有一个梯形的立耳固定帆,以及一些简单的三角帆。此外,还有一系列色彩鲜艳的小型船帆,粘在塑料棍上可以用作长者们的手杖。那个上桅帆真的很大,我都有点担心一阵大风刮来会不会把我们的演员给吹走。

我们的计划确定之后,我分别给我们将要在那里表演的三个城市的一些市政官员写了邀请信,包括三个城市的市长以及所在郡的督察、代表该地区的市议员和州议员,等等。"请参加我们的活动,我们的表演旨在教育司机留意过往行人并为他们停车。"我在信中这样写道,并补充说我们会邀请一些媒体参加,会在现场设置一个"媒体采访站",让官员们向市民解释他们对交通安全和行人通行的立场,以及对建设一个为所有市民服务的健康城市的看法。我暗自对自己说,没有什么比高龄长者被困在十字路口能够成为更好的理由来推动强制执行交通法规、延长行人过街信号灯时间。邀请信寄出后,我默默地期盼能得到满意的回应。

我们这些城市过去从来没有办过这样的表演。在没有先例的情况下,我想确保所有三个市政部门都会支持我们这群快乐的过街行人,至少警察不会给我们开罚单。于是我分别给三个警察局的社区联络员打了电话。我还研究过我们的表演是否需要取得某种许可证,但我认为我们的计划是在绿灯时穿越马路,所以不会妨碍交通;我们也不会阻塞人行道;我们只是在街上步行,因此应该不需要许可证。为了做到万无一失,我还是给市政厅的许可证办公室打电话解释了我们的活动计划。那天接电话的女士认真地听着我的话,然后自信地对我说:"亲爱的,过马路是你的天赐权利,不需要任何许可证的。"然后她说她自己非常感谢我们的项目,因为她患有多发性硬化症,走路很慢,每天过马路时都能感受到不耐烦的司机盯着她看而造成的恐惧感。

我们最后确定了表演计划。每场表演将持续两小时,我们会在离路口不远的地方集合,然后走到路边,在交通灯亮起绿灯时来回穿越马路。索杰剧团的一位演员戴着船长的帽子扮演船长,他拿着扩音器话筒用来激励他的船员们。我们准备了所有能够想到的关于大海和航行的歌曲录音在现场播放,包括《爱之船》《吉利根岛》的主题曲,等等。舞台经理每次都最后一个穿过马路,以照顾走在后面的人。戏剧系的学生们敲击着打击乐器三角铃作为警铃声,拿着 10 英尺长、画着红白相间彩条的粗塑料管充当护栏,还有的举着不同内容的告示牌。之前有一次我们在学校附近的十字路口排练时,差一点被一辆汽车撞到,它贸然地在路口右转,直接冲向我们正在过马路的队伍。正是那根塑料管子救了我们的命。我们意识到需要用醒目的大幅标志来提前告诉司机们这里正在进行一场表演,并让他们知道我们每次穿越马路需要多长时间,还要对表现良好的司机给予鼓励。于是我们安排学生在离路口稍远的地方分别举着一些告示牌,上面写着:"小心,前方正在表演!""这场表演将在 20 秒钟后结束。""感谢你为行人停车!"实地表演时,每当绿灯转亮,担任护栏和警铃角色的人最先走到马路中间,然后船长领着所有举着船帆模型充当轮船的人,穿过马路。

表演之前的一段日子里,我们印制了许多海报张贴在三个表演地点周围的店面、学校和公寓楼里,吸引人们自愿参加我们的活动。我们向当地所有的报社和电视台发送了新闻稿,还聘请了一个摄制组录制现场表演的影像。志愿者们选择不同的角色,比如可以敲击警铃,可以展示告示牌,也可以举着风帆成为航船的一部分走过马路,还可以向感兴趣的路人以及感到困惑或恼怒的司机们分发宣传单。在表演开始前的欢迎会上,导演莫琳·托伊鼓励大家把这次活动看作是一生中最有趣的一次马路穿越。

第一场演出的日子定在 5 月 1 日,那是个中西部地区早春季节典型的坏天气,低温且飘着蒙蒙细雨的空气令人感到一阵阵刺骨的寒冷而无法回暖。那天下午交通晚高峰之前我们会在密尔沃基市湾景地区表演,第二天再去另外两个地点。我们邀请了曾经参加研讨会的所有长者、附近学校的学生、市政官员、致力于行人安全的相关人士,如市政工程师等;还有新成立的威斯康辛大学公共卫生学院的院长。但我的内心却有些不确定:这样的天气会有人来吗?

约定聚集的场所是一个会堂门口,那里的工作人员热情地向我们表示欢迎,并慷慨地打开前门让我们避雨,然而这时天气竟奇迹般地转晴了。公共卫生学院院长是第一个露面的人,她热切地说:"我是来为你们助力的,告诉我你们需要如何提供帮助。"渐渐地,人多了起来。有几个女士拿过一个船帆的模型;一位大学同事可爱的四岁儿子高兴地抓起一个三角铃。索杰剧团的演员詹姆斯·哈特以船长的身份向大家发出了热烈的吼声:"欢迎同船的伙伴们!"密尔沃基市市长到了,随后是高龄事务部各个项目的负责人、政府督察和州议会的议员。有一位正在竞选议会席位的候选人也出现了。一群来自附近中学有特殊需要的残障学生聚集在一旁,翘首以待。一位当地艺术评论家带着他来自麦迪逊市的同事也加入进来。还有几位城市规划专家和工程师。我用眼角余光发现了神情难以捉摸的市议员,他自己没有参加表演,而是在一旁用心地观看着。

这时安琪也赶到了。安琪有一股力量,她答复了由车轮上的餐厅司机送到她小小的公寓房间的每一个"今天的美妙问题"。因为写字有困难,所以她把详细的回复留在了我们的语音信箱中。她和我们的项目经理切尔茜一起创作了许多手指画。尽管如此,安琪还渴望能做更多的事情。切尔茜建议她写一首关于过马路的诗,她采纳并完成了,诗的题目是《穿越者的穿越》。"这是关于我自己的诗,"安琪告诉我们,"关于穿越,而且是以不止一种方式来穿越。"安琪坐在轮椅上,自己用脚撑着地面向前移动,一手紧攥着拳头,一动不动地按在大腿上。当她在一位照护人员以及切尔茜两个朋友的簇拥下到达马路的另一边后,就开始工作了。"你就是市长吧?"她说。很快,她就吸引市长和公共卫生学院院长弯下腰倾听她的想法,那就是如何让所有年龄段的行人在马路上变得更安全。

当表演进入穿越马路的部分时,我感到一阵紧张。詹姆斯船长让大家在路口的人行道上排成队做好过马路的准备。

戏剧系的学生杰克曾经举着那个最大的船帆模型排练过,现在他稳稳地举着巨帆,跨开双腿抵御阵阵风力。当交通信号灯转为绿色时,几个学生把护栏高高竖起,喜剧般地迈着正步、嘴里喊着"一、二、三、四"跨进了十字路口。随着警铃的扮演者们敲着三角铃走向马路中央,护栏缓缓地降下横在路上,形成一个正式的路障。接着一排船帆在风中飘动着进入路口,朝着马路对面前行,船长带领大家摆出航船在海面上上下起伏的样子。停在十字路口两边红灯前的汽车里的司机们显出满脸的困惑,而我们的人故意向他们晃动着有一米多宽、字体醒目的告示牌:请你为我停车! 感谢你为行人停车! 其他人也友好地向司机们招手致意,传递着"谢谢你"的信息。舞台监督在后面控制着时间,催促大家加快脚步。当最后一只船帆登上对街的人行道、护栏在"一、二、三、四"的口号声中撤出路口后,交通灯正好变成红色。我们二十几个人都及时穿过了马路,其中当然也包括安琪。

接下来我们穿行了另一个路面宽阔、交通繁忙的三岔路及其他几个路口。在交通信号灯转换时间比较短的地方我们必须快步通过;而在不设信号灯、只有停车指示牌的路口,我们可以边聊天边信步行走。我们唱起那首著名的歌《航行》,中学生们为我们欢呼加油。时而会有汽车按喇叭的声音,有些是出于恼怒,有些则是表示支持。不管怎样,我们都会向司机们展现笑容并招手致意。

当天所有的表演结束后,我们回到最初出发的会堂,聚集在会堂的台阶前。我担当总指挥的角色,邀请市长、院长、督察和议员站到中央,所有人都聚焦在一起。戏剧系的学生们和大家分享了过去几个月在研讨会上长者们提出的想法和意见,最后大家异口同声地高声喊道:"请你为我停车!"市政官员们很受触动,当场承诺改善行人的安全状况。

第二天的天气并没有太大好转,但我们的士气依然高昂。我们的第一站是一个位于圣佛朗西斯市的十字路口。在那里我们受到几名警察的欢迎。起初他们不想让我们自行穿越马路,而是要像学校门前的交警那样护送我们。我和他们商量,让他们在人行道上观看我们的表演,或者最好和我们一起步行走过这个路口。表演开始前,一辆巴士载着一批附近照护中心的长者前来参加,于是我们放慢了"航船"前行的速度,确保所有的人都能及时到达马路对面。圣佛朗西斯市的市长也赶到了,她接受了媒体的采访。正在市长说话的时候,我们曾经遇到的那位要去看医生的女士从对面的公寓楼里走了出来。她并没有费力走到十字路口的人行横道处过马路,而是直接穿越马路,因为她担心在路口反而会有被无视红灯停车规则而贸然右转的车辆撞到的危险。即使她知道那天我们会引导她穿过马路,但心里仍然存在着担心。这也是我们之前在调查中了解到的情况:在拐角处过马路会使行人受伤或死亡的风险显著增加。我告诉市长:"我认为我们有办法解决那个危险的右转问题,就是在那里画上人行横道线。"

我们最后一个表演地点是在卡达希市一条典型的市郊街道,这也是三次表演中体验最深的一次。离十字路口不远处有五栋高龄长者公寓,我们约好在其中一栋公寓前集合。一个月前我在研讨会上见过面的许多长者都出来和我们一起过马路了。梳着一头浓密白发的南希推着助行器;洛伊用围巾保护着她的头发以免被风吹乱,她拄着拐杖,边走边抓起一只船帆。卡达希市的市长早早地来到了,他是一位50多岁的和蔼汉子,和南希并行着走到路口,并开玩笑地摆出一个预备起跑比赛的姿势。詹姆斯在绿灯出现时大声喊道:"全速前进!"护栏和警铃冲进了路口。然而当市长和南希走到一半时,导演意识到他们无法在绿灯熄灭前到达对街。一辆打着左转灯的绿色大型货车的司机放松了刹车,车辆向前微微挪动,表明他急于通过。"告示牌!"船长喊道。好几个学生马上举着告示牌围住了走在后面的人,做出保护他们的样子;同时也向司机做出幽默的表情,以此消解他的焦虑。还真有效!我们安全地渡过了难关。市长对此感到很不安。一直在观察表演的威斯康辛大学城市规划专家施奈德解释了发生险情的原因。"这里的交通信号灯不符合标准,"他说,"绿灯持续的时间应该和马路宽度有一定的比例,每米一秒钟。但是这个绿灯的时间短了至少五秒钟。"

我们查看了一下，每个人都还很好。这是表演时碰到的唯一一次麻烦，后面的几场都很顺利。有一家在路边为汽车换机油的商店员工们友好地向我们挥手欢呼表示支持。大家来到街对面的食品店，学生们做了一个简短的表演，我邀请市长向大家讲话。市长很赞同我们的行为，承诺将采取行动帮助南希和洛伊以及所有的行人能够安全穿越马路。当我们准备离开时，食品店的店员拿着一盒饼干走过来。"这是街对面的人买了送给你们的。"她说。哦，原来是换机油商店的员工给我们的鼓励。真心地感谢你们！

几周后，我、鲍勃和黛比再一次聚集在凯利长者中心的会议室，讨论我们的计划完成情况及其产生的影响及后续跟进。黛比说卡达希的市长在第二周就协调延长了那个路口的信号灯的间隔时间，还采取了由市政工程师对那个路口作长期评估的措施。鲍勃告诉我们，密尔沃基市湾景地区的市议员促使警方进行了名为"刺痛"的行动，加强交通执法，对轻微违规者予以警告，对严重影响行人安全的行为则开出罚单。交通部门还在十字路口安装了大型电子显示屏，向来往两个方向的司机们警示："减速！请为行人停车。"我们还了解到，长者在他们居住的社区中的出行安全情况发生了切实的变化。

我和詹姆斯把我们的做法分享给了匹兹堡市的同行们，他们在自己的地区也举办了类似的街道穿越表演。长者们

的体验和想法在向外延伸,影响着全国各个年龄段的人们的
生活。

他们还能为社会做哪些改变呢? 为什么有这么多人认
为长者们只是有兴趣或只是有能力分享他们对往事的回忆?
虽然这些回忆很有价值,但收集长者故事的出发点可能基于
这样的观念,即他们不再对周围的世界感兴趣了,也没有能
力参与社会的活动,更无法对将要留在身后的世界作出任何
改变了。其实,致力于社会和社区的改变并不需要将人们按
年龄段区分;相反,它可以把我们团聚在一起,摆脱孤独,为
生活带入目标感和归属感。

穿越者的穿越

——安琪·特施女士所做的诗

刚跨出一只脚,你听到车流的轰鸣和咆哮。

你不想成为一团溅血的身躯,赶紧缩回了那只脚,

因为你缺乏前行的速度和力道。

再次跨出一只脚,接着是另一只,

你听到一阵汽笛的鸣叫。

唉,真是无可奈何,不知如何是好。

你向右看——车流滚滚而来,

哦不,我不要再往前走!

你向左看——却看到更多的车辆向你涌来，
于是竭尽全力退回到人行道。
你环顾四周，
希望在天黑之前穿越到对面，去到那个公园，
去那里寻找，
寻找那只百灵鸟。

第十六章
温迪的梦幻岛

……每个人心目中所想象的梦幻岛都是不尽相同的。比如约翰的梦幻岛是在一个由礁石和沙滩围成的湖上,一群火烈鸟在湖面上空飞翔;约翰正向着它们射击。而迈克尔因为个子很小,他的梦幻岛是一只火烈鸟,而环礁湖在鸟的上方飞过。约翰睡在沙滩上一只倒扣的船底下;迈克尔住在一个草棚里;温迪则住在用缝起来的树叶盖成的房子里。

摘自《小飞侠彼得·潘》

——J. M. 巴里

"永远不要把我送到照护社区去。"

——每个人,每个地方,每个时间

我最初听说安吉·麦卡利斯特还是在 2012 年。她当时的工作头衔是我所能想象到的头衔中最好的一个——"名家"康健照护集团的文化发展总监。该集团在肯塔基州拥有60 家长者照护中心，主要分布在乡村地区。安吉在听说我们完成了"珀涅罗珀项目"后给我发了一份电子邮件，询问我有没有想过把这个项目复制到其他社区。我当然想过！要真正改变我们照护关怀的环境就要把创意关怀的实践普及到每一个照护社区。问题是怎样才能做到这一点呢？

通过深入总结和评估"珀涅罗珀项目"的经验，我们原先预想的项目中那些对于建立强有力社区至关重要的因素都得到了印证。"时光流转"已经开始将这些经验放到大范围的培训之中，传授创意关怀的要点和大型活动的组织步骤。我们的最终目标是把创意过程注入照护系统的日常运作中。我们对遍布威斯康星州的 50 个照护中心的员工进行了培训，还在全州阿尔茨海默病协会的大会上作宣讲和演示，请长者上台朗读他们自己创作的故事，跳他们自己编排的舞蹈，引得大会现场 900 多位与会者和他们一起边唱边跳，热闹非凡。

做大会宣传确实是挺带劲的，但真正神奇的是要把艺术舞台搬进长者照护社区中去，它超越了一般意义上的"活动"，而是邀请长者的家属及周围的人们共同体验这样一个认知：照护社区是一个可以成就可能性的地方，而不再仅仅是个有着衰老、病态和死亡的地方；其实照护本身存在一种分享创意的机会。

　　当时我自己心里不是很确定像"珀涅罗珀项目"是否能够在多家照护社区同时上演。事实上高龄长者的照护体制是比较僵化的,照护社区受到政府部门各种章程和规定的严格管理。这里人员的流动性很大,即使你费尽心思将"疑惑和回应"这样的机制带入了照护体制,如果有一两个关键岗位的人员离职而新来的人又不支持你的做法,传统的一套就会卷土重来。要想在多家照护中心复制类似"珀涅罗珀项目",需要在相当一段时间内分步骤努力开展,要准备应对人员流动和其他变化,逐步将创意照护的魅力渗透到社区的关键系统中。新的项目最好选择一个历史久远的故事,一个比社区里的长者更早诞生的故事,这样每个长者在下意识里就感觉到自己早已经熟悉这个故事。这样的项目在形式上是要开放式的,要面向具有各种不同能力、条件的长者,还要能够吸引长者的家属和其他志愿者们一起加入进来。它的内容是原生态的,由所有参加项目的人提供素材,而不是事先准备好一个脚本。它需要专业艺术人员的帮助,但不是让他们像通常职业戏剧中那样的发号施令,而是和大家互相协作、共同创作。和照护社区日常开展的猜数字、抛气球等游戏相比,这样的项目是一个勇敢的、巨大的飞跃,超越了单纯的哼唱歌曲和电脑游戏。它将创造出美好的生活气息,创造出意义和欢乐,并且能够传承下去。它将把照护环境从令人感到萎靡和自卑的场所转变成一个生机勃勃的文化中心。

这是一个大胆而宏伟的梦想！

随着对安吉的深入了解，我感觉到她身上的意志力和她对每个人能力的坚定认可。我意识到，她是能够帮助我实现这个梦想的人。安吉是在肯塔基州出生和长大的，曾经拿到难得的大学全额奖学金，但她却感到心底有个声音在呼唤她投入为高龄长者服务的工作中，于是放弃上大学的机会，成为了一个照护助理。很快她的领导发现她有着独特的想象力并且具有实现这种想象的能力，就让她从事康复助理的工作，后来又当上了长者活动专员。2007 年安吉进入名家康健照护集团担任生命品质总监，她通过学习和考核获得了伊顿培训师的证书，并促成集团所属的 53 家照护中心注册成为伊顿培训计划的受训对象，让有关员工接受以长者为中心的照护培训。安吉心里对于如何改变照护中心的文化环境有着清晰的想法。"这一切起始于一个非常衰弱的长者，他问我能不能帮助他实现一个梦想：带他去佐治亚州的萨凡纳，他要去那里的博物馆看看他曾经所在的空军飞行中队的事迹陈列。"安吉告诉我，"我当然不能对他说不。"她确实帮长者做到了。现在，该集团每年要组织 20 多个长者度假团，带长者坐着轮椅到海滩看海，或是去参观迪斯尼世界，去体育场看棒球比赛，去纽约看百老汇演出，等等。有一次安吉的头脑里出现了一个把儿童带进照护中心的想法，于是就举办了一次针对员工子女的夏令营。这次活动以后，集团所有的照护中心每年都会举办这样的夏令营。

我和安吉联手开启了实现梦想的行动。我们以她夏令营中的代际互动为出发点,列举了各种设想,然后查看地图,沿着山路开车几个小时去探访遍布肯塔基州的各个照护中心;我们讨论如何争取捐款和赞助;我们寻找不同领域的艺术工作者,诸如音乐、戏剧、视觉艺术等专业人员,我们既需要居住在照护中心附近的当地人才,也需要能够赋予所有参加项目的社区高水准的艺术家。我们还要找一家评估机构帮助我们跟踪项目的进程。经过一年时间的酝酿,其间更新了 27 次计划书,我们终于筹集到了所需要的资金,能够在肯塔基州内挑选的 12 个照护中心重构和排演《小飞侠彼得·潘》(该故事梗概见书后——译者)。我们为项目起名为"我永远不长大"。

创意关怀能不能在如此大的规模下展开呢?要做到这一点,我们要将创意关怀倾入照护社区的组织机构这个湖泊之中,让它通过与这个湖泊相连接的一系列河流触及社区中的员工、长者以及他们的家人。我们要把一个人们向来不愿意去的地方改变成富有想象和奇迹、充满意义、和外面世界相联结的梦幻之岛。

规划和团队

在照护中心创作和排演一个剧目是一件令人兴奋的事情,但是要使创意关怀能够大规模地推广,我们的培训和项目开展过程应该是可持续性的,同时也必须有效地控制成本。这些是我们要时刻予以关注的。

我和安吉挑选了 12 个照护中心作为我们项目的活动社区,我们把它们分为三个小组,每个小组的四个社区相互间离得不能太远,这样当地的艺术工作者可以住在其中一个社区,当需要去其他几个地方时方便当天来回。这些艺术工作者将指导小组中全部四个社区的活动,到项目后期再选择其中一个作为正式演出的场所。我们通过面试找到了一批合适的人选:戏剧艺术家鲍勃·马丁在肯塔基的东部地区有比较深的根基,他将负责东区小组的项目指导;安笛·儒得劳夫是一位在保龄格林地区颇有名气的壁画家,她负责最西边的一个小组;路易斯维尔的音乐家夏延·米兹负责中部地区的小组。他们三位和当地其他艺术界同行们都有着密切和良好的关系,等项目进入排练和演出阶段就可以邀请更多的人参与指导和帮助。

我们还安排了一支国家级的艺术家队伍来总体帮助参与项目的所有的社区,以保持各个社区之间的一致性。从芝加哥来的舞蹈设计伊贺·杰夫将指导舞蹈动作;有着国家级专业水准的妮可·加诺被邀请担任我们的制作经理;新奥尔良的舞台设计师杰夫·贝克专长于在非传统舞台上的演出,他负责我们的舞台设计(哦,天啊,照护社区是非传统的演出场所?)。要使得这个团队发挥作用,每个艺术工作者必须具备三个条件:①具有与非专业人员一起深度合作的成功经验;②受到高度认可的专业工作经验;③和善可亲,没有架子。和"艺术生进入社区项目"时的面谈一样,我开诚布公地告诉每一位艺术工作者,这个工作并不是对任何人都合适的,他们不能只热衷于某一种形式,需要有很大的灵活性和信任感。我们的戏剧主要是采用问答形式,这样即使碰到人员流动的情况,哪怕是在演出前的最后一天,新人也可以愉快地参加进来。

参加这个项目的各个照护社区的总经理都为我们做了背书,社区的生命品质总监或总监助理被指定为项目启动阶段的负责人。我们制作了一套介绍这个项目以及如何让社区员工参与的宣传视频,让各个社区75%以上的员工进行观看。我和安吉把培训计划设计为分阶段、渐进式结构,让员工有足够的时间把自己的观念从单纯的指导长者活动转变为引导长者表达自己,在他们的想象力和表达内容的基础上做文章。我们的第一场培训由全部艺术工作者和员工负责人一起参加,然后艺术工作者再作一系列的专门培训。每个艺术工作者分别对原有的故事作深度的解析,接着大家再集中在一起进行一些相互交流。之后,我们就开始创作我们自己的剧本了。

项目在12个照护中心展开的具体安排是这样的:第一步,举办一场为期两天的培训班;第二步,用线上培训的方式传授如何引导长者讲故事的方法;第三步,安排当地和来自各地的艺术工作者到每个社区,现场展示创意互动的技巧;第四步,"创意挑战",员工尝试自行组织长者创意活动,同时汇集戏剧素材;第五步,艺术工作者和员工互相讨论剧目的结构和情节;第六步,艺术工作者到三个演出场所所在的照护社区规划出舞台及观众区域的安排和布置;最后是排练和演出。艺术工作者在整个过程中帮助和指导社区的员工、长者及其他志愿者进行创意活动。

探索剧情

在和安吉一起召集第一次培训之前,我先让自己掉进了彼得·潘的兔子洞里。《小飞侠彼得·潘》的原作是童话剧,后来产生了小说,又多次被改编成电影,我曾经看过其中的一部。这次我把能找到的其他版本都看了一遍,还读了小说原作及几个改编电影的剧本,听了彼得·潘的音乐。我和一个同样着迷的学生一起根据故事的主题和主要情节列出了几百个美妙问题作为与长者互动时的线索。这位当年的博士研究生名叫奇兹，他为我做了大量的文字工作，还起草了"我永远不长大项目"的第一份创意指南。

我们的部分美妙问题是：

你知道彼得·潘的故事吗？

请你用三句话讲讲彼得·潘的故事。如果用三个词语呢？

你能用动作表示彼得·潘吗？能不能加上音乐呢？

彼得·潘依恋着童年生活，那么童年到底是什么呢？

你还记得童年时的哪些声音？哪些滋味？哪些感觉？哪些游戏？

那么在另一面，彼得·潘最害怕的是什么？

你成年以后经历过哪些声音？哪些滋味？哪些感觉？

故事的主题包含着关怀、家，当然还有飞翔。在小说中，孩子们的照护者是一条可爱的名叫娜娜的狗。为了避免将照护中心的员工和它作比较，我们绕过了这一情节，而主要关注那种不求回报的关爱。

你体验过不求回报的关爱吗？

你给过其他人不求回报的关爱吗？

那是什么样的感觉？

你会怎样向别人显示你的关爱？

当温迪掉落在梦幻岛上时，几个迷失了的男孩为她用树叶和树枝建造了一所小房子。那些曾经试图建造一个新的家也许是他们晚年的最后一个家的长者们，心里也会牢牢记住他们以前的家，那些曾经塑造了他们的人生的家，因此关于家的主题具有很强的影响力。

家对你意味着什么？

如果你现在可以造一个新的家，它会是什么样子的？

彼得·潘在空中飞翔的样子是每个人都会记得的。对于行动不便的长者来说，飞翔是一个非常有魅力的形象，它应该是我们所要讲述的故事的核心。

你能想象出在空中飞翔的感觉吗？

如果你能飞翔，你想飞去哪里？

你会邀请谁与你一起去？

你想在路上看见什么？

彼得·潘的故事中也有令人生畏的霸王形象。想想老虎莉莉吧，随着故事从舞台剧变成迪斯尼的经典电影，这样的形象也变得更加逼真。性别的角色也发生了相当大的变化，我在研究过程中不止一次地为此感到厌恶而做出鬼脸。不管怎样，詹姆斯·巴里的作品非常精彩，他用充满幽默感的文笔描绘了彼得永恒的青春，与其说是他的境遇会让人觉得可怜，不如说更令人羡慕。温迪是故事中真正的赢家。彼得的逞强好胜会迷住观众，而温迪所做的正是我们每一个人想要做的事情。她勇于冒险，后来又安全地回到家里，之后在长大的过程中体验到了接受关爱和给予他人关爱,而这些是彼得不会懂得的,因为他永远不会长大。人的成长过程就是爱的过程,尽管最后换来的是高龄和死亡,但那也是值得的。

传授创意方法,引导想象能力

在肯塔基州的第一次培训课上,我很快又一次地觉察到了讲故事所带来的魅力。我们整个团队集中在路易斯维尔市中心漂亮的布朗剧场内,这得感谢肯塔基艺术基金会,让我们可以使用这个剧场,而且基金会还担负起了会场布置、入场登记和其他会务工作。12个照护中心的生命品质总监各自带领几位长者一起参加了培训。当地和全国艺术工作者们也参加了培训。初次培训为期两天,我们先向大家介绍了"我永远不长大项目"的目的和计划,还分享了艺术创作的经验。随后所有的人员分成几个小组,每个小组由艺术工作者和长者、照护伙伴、行政人员等组成。大家在小组活动中试着画画、唱歌、写诗句、做人体造型。在剧场的前厅,大家探索如何表述对空间的情感感觉,如何将它转化成一个故事。"阅读空间"对于非专业的人员来讲是一个很难把握的概念,然而它最终会是我们最有用的工具。孩童们天生就懂得这个:睡床可以成为一条船,卧室可以成为一片复仇的海洋,诸如此类。但是成年人却需要旁人的提醒,社区的活动室才可以成为一个航天中心,身下的轮椅可以是一架宇宙飞船。

在伊贺·杰夫的培训课堂里,我感受到知识和信息从我们的头脑中流出,渗入到我们的肌肉、筋脉和灵魂中。我提议他指导我们如何用舞蹈动作来表示飞翔。伊贺是一个一米九五的大高个,他演示的每一个动作都很优雅。他自己在芝加哥办了一个舞蹈公司,名字为"植根深处"。这其实就是你和他在一起时的感觉,他的舞姿和举止深深地联结着他的过往经历、他所在的社区、他的价值,总之联结着他的一切。那天的培训课堂里一共有 60 多个人,分成小组围坐在一个个圆桌旁。伊贺走到会场中间,说了几句开场白之后便让大家闭上眼睛,平缓呼吸。我在边上倒是有些紧张,因为从我多年从事这项工作的经验中知道,艺术家在外行人看来是比较隐晦的,或者更直接地说是有些古怪和离奇的。这种直接将人带入场景的练习方法在舞蹈团的练舞厅里是司空见惯的,但对于在座的习惯于用左脑进行逻辑思考的外行人来说,也许会感到不习惯。但我同时又想,我是不是多虑了?

全场安静了一会儿之后,伊贺开始指导大家做进一步的练习:"我们保持现在的样子,然后想象自己的身体开始往上升起。"我们仍旧坐在位子上,脑子里想象着自身的重量由重转轻的初步感觉。伊贺为我们短暂的想象添加背景音乐,逐步把大家引向真正的飞翔。"让你的身体带着你往它想去的地方飞,让你的双臂慢慢举起,你可以舞动你的手臂,也可以让手臂停在空中,怎么做都可以。"渐渐地,他和我们的思想、感觉和动作合为了一体。我不再担心大家会害怕练习了,反而感觉自己像一个游泳池里的孩子,双脚蹬向池壁,身子向水的中央游去。我慢慢地从座位上站立起来,体会着游泳时人体的知觉以及失重似的安宁感觉。伊贺带着我们在不知不觉之中逐步完成了一个本来难以理解的行为。我偷偷睁开眼睛环顾会场,除了伊贺的音乐之外没有一丝别的声音,这也使我下意识地屏住了呼吸。只见有些人站在那里,双手高举过头;还有些轻轻在身体两侧摇摆着手臂;有些人仍然坐在位子上,下巴微微向上抬起;还有几位从名家康健照护集团来的坐在轮椅上的长者,双手和手指朝向空中,摆出向上腾飞的样子。总之,每一个人似乎都在空中飞翔。

伊贺让大家停下来睁开眼睛,回顾一下刚才的感受。"你飞到了哪里?""你在空中看到了什么?"他向不同的人问道。会场里先是出现一片沉寂,过一会儿,有人开始回答了。他们有的说刚才飞到了自家农场的上空,非常兴奋地看到了和自己记忆中一样的起伏不平的大地。有的说飞去看望了自己的孙子和孙女。有一位长者说他飞到了一个陵园上空,然后飞向天堂去看望已经过世的儿子。大家回答完之后,伊贺又在安静之中等待了片刻,以便大家稳定情绪。他非常有经验地使会场中的各种情感都能找到一个空间,在喜悦的快乐与悲伤和失落之间获得平衡。

这次练习发生在我们这个后来持续了三年时间的项目的第一周。我们知道接下来要分别训练 12 个社区的员工;我们也知道要把注意力放在《彼得·潘》的故事上面,一步步地构造出一个新的戏剧,然后在其中的三个社区演出。虽然我们不知道这个新的戏剧将会是什么样,但有一点是很显然的,就是我们要一而再、再而三地进行类似的练习。

几个月之后,员工们完成了"时光流转"所提供的线上培训课程。艺术工作者们也到各个社区进行了多次访问,他们把各种创意互动的技巧组合成一定的模式,并开始与员工和长者们一起探讨新的《彼得·潘》的故事。在肯德基东区,鲍勃·马丁指导着四个社区的活动;在保龄格林地区安笛·儒得劳夫引导长者们学画壁画,模特就是他们各自心目中的家;夏延·米兹则在路易斯维尔地区的四个社区中和长者一起练习演唱他们儿时的歌谣。

艺术工作者的巡回访问

日出庄园是一个很漂亮的社区,它有一栋两层的新房子和多个庭院。室内采光非常好,宽敞的走廊呈曲线形伸展,每个转角处形成一个小小的多边形空间,空间的四周是围成一圈的一组房间，不像通常的公寓那样只有一条笔直的走廊，走廊两边房门与房门相对。2018 年 5 月，安吉和我陪着几位艺术工作者走访了各个区域的照护中心，而且在每个安排演出的社区停留了两到三天时间。参加这次巡回访问的有舞蹈设计伊贺、舞台设计杰夫以及制作经理妮可。当我们进入日出庄园走到他们的大餐厅时，夏延正在门口等候我们。一进餐厅的门，我被惊到了！餐厅里聚集了将近 70 位长者，分成几排围坐成一个大圈。这些长者有些是居住在这个庄园的，还有些住在其他三个社区，由那里的员工陪送过来。我们进去时，他们朝我们挥手致意，齐声问候。夏延走到一个活动挂图跟前，挎上她的吉他，示意我们可以开始了。

我看到有几位从肯塔基州州政府的健康服务部来的客人坐在长者圈子外面的一个角落里。他们这个部门是我们项目的资金来源之一，也是我们的监管部门。正是他们携手安吉和我一起讨论过项目建议书的 27 个版本，在各种既有观念的相互搏击之后形成了这样一个项目计划，尝试将跨年龄层的、创造性的活动带入在美国受政府监管最严格的行业之一——高龄长者照护社区。"长者们要表演什么？"他们在和我们讨论项目的最初计划时这样问道。"那要取决于他们自己。"我们解释说。"那你们需要什么道具和用品，需要多少成本？""那要到剧本形成以后才能知道。"这是两种截然不同的思维方式和行事方式。但是若要把我们的活动设计成可复制的,并把这种活动形式推广到全国的高龄照护社区,我们就需要获得政府部门的支持。在大餐厅里,我邀请他们加入我们围成的圈子,但他们友好地拒绝了,认为还是在边上观看比较好。在我第一次用那张万宝路骑士的图片创造那个奇迹之后20年,我仍然在担心:我们这样的活动会不会成功?官员们是不是能够理解?

伊贺搬了一把椅子坐到长者围坐的圈子中间,先引导大家做了一个呼吸练习作为暖场,然后进入舞蹈动作的训练。他的舞蹈动作似乎给大家带来了一种令人惊叹的感觉,把所有人都带入其中,大家随着他举手而举手,随着他弯腰而弯腰。接下来轮到夏延了。夏延身上散发着温和的气息,她的嗓音柔和优雅,给人以平静之感,使人轻松地加入她的歌声中去。在歌唱过程中,夏延把几个沙锤分发给长者,让他们一起打节拍。一曲终了,夏延又在音响中播放起节奏感比较强的歌曲"来吧,大家摇起来",但是餐厅里却一下子陷入了静止状态。坐在我右边的是一位名叫布拉德利的长者,他留着平头,双眼很有神,脸上展现着尽情的微笑。他的精力很旺盛,没过一会儿便开始随着喇叭里的歌声眉开眼笑地晃动起脑袋,身体也开始摇摆起来。有些长者需要给他们一些提示才能参与进来,但是布拉德利的能量很快传递给了大伙儿,很多长者开始微笑着随音乐摇摆身体,虽然有的长者动作很轻微,但还是可以觉察到。

接着夏延改变了活动方式,开始让大伙儿回答问题。她的问题是:当你关怀他人时,心里会有什么样的感觉? 这对他人意味着什么? 起先我担心这问题会太抽象,但长者们经过思考,开始踊跃地给出了他们的答案:

- 爱
- 做人的基本准则
- 给他人伺餐
- 确保他人得到所需要的
- ……

夏延又开始播放音乐,并拿出一些小鼓让大伙儿一对一对地学习互相配合着打节奏。长者们晃动着沙锤,或是击打着小鼓,为音乐伴奏,其间体现出互相之间的关怀。这是一种简单的配对练习,是长者社区的日常活动中经常出现的,也是很感动人的。在场的员工和艺术工作者们也加入其中和长者们结成对子。起先大家觉得很好玩,一个人晃动一下沙锤,做一下舞蹈动作,另一人跟着做同样的动作。但是渐渐地你能感觉到每个人都很宽容地跟随对方的动作幅度。一位长者的动作比较和缓,另一位也会相应地放慢下来,好像是给他还礼一样。有两位在场的与大部分长者一样坐着轮椅的婆婆,互相模仿着对方,动作缓慢而亲热,显示出她们之间深深的关怀之情。还有一位婆婆，已经不能说话，但在音乐中她一直用脚在地上拍打着节拍。在 15 分钟的音乐和节奏活动中，我们创造了一道关怀和温暖的风景线。

活动结束前，夏延邀请大家创作了一首新歌，这首歌的旋律很简单，采用传统民歌的曲调，很容易学会，歌名为《建设一个家》。大家唱了几遍之后，还用舞蹈动作和各种姿势为歌曲伴舞。夏延问大家自己想象中的家是什么样子的，然后用大家的答案来修改歌词：

- 非常亲切的
- 小小的
- 分享
- 像个家
- 爱
- 干净
- 漂亮，非常非常漂亮（这是布拉德利提出的答案）
- 富有同情心
- 勇敢的
- 好玩的（这是最基本的）

伊贺带领大家为每一个答案设计一个动作，夏延则和大家一起修改原有的歌词。然后我们用新的歌词又把这首歌唱了几遍。这真的很有意思,你可以感觉到餐厅的氛围在大家写歌词、唱新歌、用自己创作的动作为之伴舞的过程中高涨起来,大家充满着骄傲和自豪。

我一直在留意坐在大厅另外一边活动挂图旁的一位婆婆。她穿着一件颜色很艳的青色上衣,身材纤瘦,身子完全斜靠在轮椅的扶手上。但她的眼神和表情看上去一直在努力地提着精神,每一次音乐响起时都会抬起手臂伸展到力所能及的距离。她深深地投入到活动中,整个身心都投入进去。夏延告诉大家上午的活动就此结束时,我走到那位长者跟前对她说,我很喜欢看她的动作,她的动作带着情感和专心,非常漂亮。她笑了。我不知道她是否真的相信我的话,或者以为我过奖了,但我确实是被她打动了。停了一会儿,她问我有没有和我们的项目有关的书,她想多了解一些有关的内容。"这很有挑战性,"她说,"他们低估了我们的能力。"

上午的活动结束后,我们的舞台设计杰夫和制作经理妮可召集照护中心的主要管理人员和工程维修部门的负责人一起,举行了一个工作午餐,讨论创意活动所需要的环境和物资条件。他们的目的是想了解社区中所有可能被利用的人才和物资资源。这些资源是我们在戏剧制作和排演过程中所必需的。社区中哪个地方可以作为观众聚集的场所?谁会演奏乐器?哪些人有特别的技能?社会上很多人以为高龄照护社区是一个衰弱无能的世界,甚至有些社区员工也这么想。妮可用她亲切和善的方式向大家解释说,这一页要翻篇过去,我们要引导人们看到社区中存在的勇气和潜力。

在他们开会的同时,我拿起我们那辆长长的、15 个座位的面包车的车钥匙,和安吉一起带着健康服务部的客人到外面也开了个午餐会。我很少驾驶这么大的车,心里暗暗祈祷千万不要撞车。还算幸运,我平安地把车开到了附近的一家比萨餐厅。幸运的是午餐其间的谈话进行得很顺利,也很有成果。我先小心翼翼地问在座的几位他们觉得上午的活动进行得怎样?正当我屏住呼吸等待回答时,他们开始对活动中的深度互动表示了惊叹。在交谈中我得知,他们中的一位在转入现在的政府部门工作之前,曾经在一个高龄照护社区担任过长者活动专员和长者活动总监的职务。他说他主要的疑问是我们这类活动的可持续性。哦,是的,可持续性。这是所有意在推进照护和关怀的项目所面临的最大问题。每个项目都寻求一些创新,但如何保证这种创新能够在社区扎下根呢?

我向他们解释了我的办法,或者说是我的希望,即要从三个方面作出努力以保持项目的可持续性。第一,我们的项目要把下一代组织进来,包括学生和志愿者,使他们热衷于在高龄社区获得欢乐和激动的经历。第二,我们要寻求一种激励因素,使得各个社区自身愿意持续不断地举办这类活动。寻找这种激励因素的方法是进行增进长者健康和降低营运成本方面的研究,以证明这种活动对社区是有利的。第三,要和长者的家庭和邻居建立互动,分享我们项目的故事和创意关怀的魅力,这样会在社会上形成一种针对高龄社区的期望,这种期望反过来会要求社区持续进行照护关怀的变革。如果有几百个人给照护社区、政府部门等机构打电话,询问:"你们为什么不搞这样的创意关怀?"这就会使得我们的做法能够持续下去。教育、研究、传播这三件事情我们都在做。我们吸引了许多年轻人来做志愿者。我们的研究团队已在评估这个项目是否能改善长者的心情,减缓压抑情绪。如果答案是肯定的话,实际上就可以减少照护中心在照护方面的成本。我们还邀请长者的家人和周围邻居来体验我们项目的奇妙效果。此外还有一件事是我们要做的,就是鼓励社区的员工、长者及其家人,在现在这个项目将要结束之前,先确定好下一个项目的主题,使得他们在初次涉足创意关怀之时就能想象未来的前景:"《彼得·潘》的剧目演完之后他们还会演什么呢?"

那天下午的活动是讲故事,伴随更多的声音和动作。活动结束后我召集社区中已经完成线上培训的员工一起复习培训的主要内容。我们十多个人围坐在一个会议桌旁,每个人都带着各自的培训资料。"你们在培训中体会最深的是什么?"我问大家。他们说他们对互动的程度感到吃惊,他们看到了长者被激励起来,敞开了自己。他们还谈到他们自己也被激励起来,变得更放开了。"是什么因素促成这个的呢?"我又问。

不要以为长者的回答是错误的。

要耐心等待长者的回答。

会有许多不同的回答。如果有长者不知道如何用语言来回答,他们会做出动作或制造声音作为回应。

他们创造他们自己的东西。

这让人感觉很重要。

我想,我自己也许都不能说得比他们更好了。

起草剧本

我和安吉准备的项目计划是一波接一波的安排和要求,而且越到后面工作量越大。初始培训之后的一段时间是让员工自行开展创意活动,自我发现和体验创意的方法。然后是一系列的艺术工作者巡回访问,逐渐创作出一个将要在三个社区排演的剧本草稿。每一次巡回访问后,整个戏剧的演出过程和具体安排就会变得更明了一些。

　　在一次巡回访问快结束时，安吉和我意识到，我们应该让名家集团的公司负责人更多地了解现场的进展状况，因为我们觉察到他们中的一些人对我们的项目可能还不完全理解。"哦，你们要演出《彼得·潘》？太可爱了！"好像这只是一场单纯的戏剧演出。实际上我们要做的比这要深入得多。然而这似乎很难用语言解释清楚，我们需要想办法把他们带入项目的进程中来。于是我们决定在名家集团总部举办一次为期两天的剧本创作研讨会。

　　说是剧本创作，其实准确地说应该称为素材选择。这次讨论会的时间定在 2018 年 9 月，我们的目标是通过两天的会议，把 12 个照护中心的长者对我们的美妙问题所作的全部不可思议的创意性回答通读一遍，然后讨论如何在这些回答的基础上构建我们的故事。哪些想法和主题最能引起共鸣？这些想法和主题能够告诉我们什么样的故事？会议结束时，我想奇迹般地写出一个初步的剧本草稿。我想这应该不成问题。

　　名家集团的总部位于路易斯维尔市东部郊外的一个商务区。到了讨论会那天，总部办公楼的一个会议室内靠墙的四周摆放了 12 张桌子，供 12 个照护社区展示他们创意活动的成果。5 月份艺术工作者巡回访问之后，我们曾给每个社区发了一份创意挑战的清单，现在反馈回来的结果无论在广度还是深度都非常满意。我们的清单上有一项是请社区的生命品质总监引导长者探索用何种标志来代表《小飞侠彼得·潘》中的鳄鱼。有一个社区的员工画了一幅很大的鳄鱼图画,请长者和在那里参加夏令营的孩子们一起在鳄鱼的肚子上写下他们对鳄鱼的害怕和恐惧的感想,然后把画挂在照护中心最主要的走廊上。另一个社区的长者用晾衣服夹子做成了十几个小小的鳄鱼,小鳄鱼的嘴里夹着一张纸片,上面写着他们对鳄鱼的害怕和恐惧感觉。此外,长者的反馈中还有原创的歌曲,有温迪写给彼得的信,有仙子的小屋,很多仙子小屋。另外一个创意挑战要求员工和长者一起对社区内的一些区域"施展魔法",其中有些区域要在公共场所,有些要在隐蔽的地方,比如抽屉里,或是没有人会路过的地方。讨论会会议室里一个展示板上一张照片我很喜欢,它拍的是一个普通的文件柜,外面贴着一张纸,上面写着:"嘘!仙子在睡觉。"第二张照片拍的也是一个文件柜,不过它的抽屉已经被打开,里面放满了仙子的小屋。所有这些作品都将被放进我们的戏剧里。

总的来说,剧本创作讨论会既浏览了各个社区前期创意活动的成果,也探讨了未来的戏剧情节,找出长者的故事中最能够引起共鸣的素材。

公司总部的一些负责人也参加了我们的讨论会,他们看着我们假装成海盗,感受我们对张牙舞爪的鳄鱼的恐惧,赞叹我们模仿仙子在空中飞行。最使我感动的是,名家集团的总裁乔·斯蒂尔正如我希望的那样也来到会场并和我们相聚了很长时间。他进来的时候我们正在分享如何让长者和我们自己放开想象、释放魅力。社区的生命品质总监们纷纷谈到：我们的项目使他们改变了对自己工作的认识。听了这些以后，乔站起身来谈了他的看法："我一直很喜欢彼得·潘的故事。我本人从小是被人领养的，所以我总觉得自己在有些方面就像是一个彼得·潘那样的失落男孩。你们现在所做的事情是很具魅力的。"他指着会议室里挂着的一些大幅白纸上写着的歌词说。这些歌词完美地捕捉到了我们工作中的各种情感，从无厘头、傻里傻气，到深层次的智慧，而同时又非常尊重长者晚年生活中出现的情绪上和身体上的痛苦及失落。

如果我能告诉彼得我的现在，

我会对他说：高龄并不那么凶险。

如果我能告诉彼得我的现在，

我会对他说：尽情享受当下的每一天。

过去的记忆，困难的岁月，都不用理会它，

因为坏光景不会持久不变。

趁着胃口好，

还是多吃点垃圾食品吧！

如果我能告诉彼得我的现在，

　　我会对他说：我爱你，请你不要走远。

　　"这正是我们力图要告诉每个人的，"乔继续说道，"要享受当下的时光，高龄其实并不那么可怕。"听了这些，在座的社区生命品质总监们感觉心里很温暖，他们的总裁知道他们在做什么，并称赞了他们的工作。我也很高兴，明白我们的项目会得到集团上下的大力支持。夏延似乎已经有了打算，用眼光向我示意了一下，然后拿起吉他走到会议室的中间，弹出了前奏。这次的项目是一次把创意关怀和文化营造融入集团 12 个社区中的实验，为感谢乔对我们的赞同和支持，会议室里所有的人齐声为他唱了这首歌。我注意到有几个人在擦拭眼睛，我自己也非常激动。安吉转过脸对我说："我太高兴了！"

我们的剧本是这样的……

　　项目启动一年之后，我们终于有了一个剧本的初稿。由长者和员工的意向和技能发展出来的故事情节是这样的：

　　温迪正处于临终关怀之中。她在照护中心已经生活了十年，受到这里每一个员工和其他长者的喜爱。温迪平时的言行举止总是透着善良的气息，吸引着周围的人，他们都会听到她叙说有关海盗和仙子、彼得、迷失的男孩和鳄鱼等的神奇故事。然而，人们虽然被故事所吸引，但却并不相信那些是真实发生的事情。他们以为也许温迪读过这本故事书，或是看过太多遍这个电影的缘故。尽管这样，长者和员工们还是决定在温迪生命的最后日子重塑她故事中的世界，还邀请观众分享对这个故事世界的体验。当观众们从停车场走进照护中心大楼的正门时，他们为眼前的场景所惊讶：海盗在那里打斗，失落的男孩们衣衫不整，仙子们在睡觉。长者和员工们向观众介绍了曾经发生的故事，然后欢迎他们去体验三个互动区域。第一个区域称为"正能量的思考"，观众要在那里写下一个可以帮助彼得·潘飞翔的想法；第二个是鳄鱼区域，观众在一个个饮料瓶盖上写下他们对鳄鱼的恐惧感觉。这些瓶盖一会儿会成为鳄鱼身上的鳞片。第三个区域是神奇的"飞行学校"，观众在那里可以在长者、员工和志愿者的指导下体验在空中飞翔的感觉。

　　离开飞行学校，观众们在乐手的带领下漫步走向照护中心深处，到了一个名为"温迪的故事"的房间。这里是温迪的世界，四周墙上挂满了温迪写给彼得的信、诗歌和手工制品。观众可以戴上摆放在桌子上的耳机听里面的录音，那是长者在朗读彼得·潘的故事、唱彼得·潘的歌。突然，几个失落的男孩跑进房间，叫着"温迪！温迪在这里！"这时房间一端的帷幕冉冉打开，温迪和她的朋友鳄鱼迪克正坐在阳台上。

迪克穿着一件大衣,上面装饰着大家写下的对他的各种恐惧感觉。他们两个显得很悠闲,在那里缅怀昔日的快乐时光。观众可以从耳机里听到他们的谈话(为了减轻扮演温迪的长者演员的压力,我们事先把这些谈话录了音)。后来,迪克为温迪将要走到人生的尽头而感到悲伤,但温迪安慰他说:"迪克,我只是完成了成长的使命。"迪克赞叹温迪小时候从来都没有对他感到过恐惧,问她是不是对任何东西都不会害怕。"哦,害怕的,"温迪说,"我害怕没有人相信我。"迪克向她保证说他自己是相信她的。温迪举起一只手,迪克将他自己的手掌和温迪的贴在一起,两只手合成一个祈祷。"我是温迪,"她说,"我是一颗小糖果,我是爱,我是梦幻岛,我的内心很安宁。"温迪渐渐地睡着了。迪克站起来鼓励观众,要他们相信大家能够帮助温迪在最后的时刻自由飞翔。于是所有的人跟着迪克走向餐厅,一路上又看到许多滑稽可笑的失落男孩和美丽可爱的仙子。餐厅四周墙上张贴着许许多多生活在 12 个社区里的长者相片,喇叭里传来长者们录制好的声音,他们在朗读自己创作的诗歌,这诗歌讲的是他们自己的故事:他们的名字,儿时的游戏,他们引以为自豪的经历,他们喜爱的地方,他们的某一种感受。这样的诗歌是员工们在过去几个月的时间里收集起来的:

我是罗琳。

我现在非常好。

我在我的老家。

我是杰克。

我得救了。

我在做一架风车。

我是个猎人。

我是一座山。

我是弗莱迪。

我在扔一个球。

我是一个父亲。

我真的感觉很好。

我是麦基。

我是宝琳。

我在小河里涉水。

我在佛罗里达，在俄亥俄，在任何想去的地方。

我是吉米。

我在骑自行车。

我是玛丽。

我和你在一起。

我是爱。

……

在餐厅的一边有一个长者组成的合唱队，他们的轮椅围成一圈。当喇叭里的声音停止后，长者们一个接着一个向鳄鱼迪克说出自己的名字，然后齐声说道，"我们是温迪。"他们转向围在身后的观众伸出手去，同时问道，"你们相信吗?"这是相互间给予信任的时刻。前面温迪和迪克合掌祈祷的情节已经告诉观众该如何表达信任，于是大家走上前去，纷纷伸出手掌，和长者们的手掌合在了一起："我相信你!"

这时喇叭里传来弗兰克·辛纳屈《带我飞向月球》的甜美歌声，长者们和他们的照护伙伴一起开始跳起《飞翔之舞》，在"信任"这股力量的支撑下，他们的双手、手臂、头和全身都在腾空升起。一位长者学着公鸡的鸣叫声，示意着彼得的到来。鳄鱼迪克对他的朋友说："温迪，你自由了! 我们都相信你，你可以飞翔了。"长者们和鳄鱼迪克一起向温迪道别。

场景在乐手的演奏声中开始转换，大家跟着乐手回到走廊上，漫步走出大门。一路上，我们看到先前睡着了的仙子现在一个个都醒过来了，走廊两旁办公室的门里冒出无数的肥皂泡，到处都可以看到不同的小魔法。乐手和长者们领着大家跳起了事先排练过的、充满活力的舞蹈《我要飞翔》。

舞蹈结束，一辆小型卡车开到人群面前，从上面走下两个演员，他们装扮的样子正是照护中心挑选好的下一个戏剧项目中的角色。员工们热烈地欢迎他们，把他们介绍给大家，并邀请观众帮助他们讲述下一个故事，参与下一个项目的准备,"你可以志愿来和我们一起开启下一场表演!"

——这就是我们的剧本。

吸引周围的邻居

转眼到了 11 月份,肯塔基州冬季的雨雪天气已经来临,艺术工作者们对将要举行演出的照护社区又一次作了巡回访问。当我们再次走进摩根镇照护中心时,看到里面甚是热闹。员工和长者们的身上戴着黄颜色、半透明的翅膀,有的还穿着运动短裙。在走向大活动室的路上,我们看到大堂长长的接待柜台前面,以及走廊深处的护士站周围等好多地方摆满了茶杯和茶碟,茶杯里放着绿苔、花朵和一些闪闪发光的小东西。看来这里已经建成了一个仙子花园。负责这个社区的艺术工作者安笛和员工一起,安排了几十位志愿者在那天前来参与和长者的活动,然后再和我们一起开会。这些志愿者中有社区周围的邻居,有当地的艺术家协会的成员,还有几所高中的后备军人训练团的成员。我们曾经希望能吸引一些志愿者来参与我们的项目,现在看来实际反响远远超出我们的期望。

这次巡回访问主要有两个目的。一是要确定正式演出时在社区内的行走路线。二是,伊贺要和员工、长者一起探讨如何安排最后一幕的舞蹈《我要飞翔》。他已经有了舞蹈的总体设计,但每个团组要有不同的动作和造型,他要和大家讨论编组和站位等细节。于是我们分头开始了各自的工作。

我做完自己的事回到活动室,听到喇叭里播放着《带我飞向月球》的歌声,伊贺和妮可正和许多员工及志愿者在帮助30多位长者练习舞蹈,忙得不亦乐乎。屋子里充满了令人眩晕的能量。看来一切进展得很顺利。舞蹈的最后一个动作是照护伙伴们在轮椅前拥抱长者。我留意到有一位中年男子站在一边看着大家的排练,显得很兴奋却又不知道要如何表达。他看到我的眼神就走过来和我讲话。

"你是负责这个活动的吗?"他问道。

"是的,我是艺术指导。"我说。

"我是这个镇的警察局长,"他告诉我,"我的办公室就在旁边不远的楼里,但我自12岁来过这里之后就再没有进过这个社区。"原来他的祖父曾经住在这个照护中心,而且是在这里过世的,那时他才12岁。从那以后他一直回避这里。但是今天的活动彻底改变了他的想法。"我从来没有想到这里会举办这样的活动,简直不敢相信。以后我会来这里,我会很高兴到这里来。"他问我他应该怎样给我们提供帮助,怎样才能参与这样的活动。我立即给安吉打了个电话,把警察局长的情况告诉她。"哦,我可以帮他安排,我们需要他的帮助。"然后安吉接通了他的电话,聊了将近半个小时。

我心想,如果照护社区的文化活动能进行得这么有吸引力,长者的家人和邻居一定会来参与并提供帮助的。

开心的眼泪和悲伤的眼泪

在 11 月份的那次访问中,我和杰夫在东部的理县康复中心重新确认演出的行走路线。按照剧情的发展,《我相信你》这一幕被安排在社区的大餐厅里,同时从前厅通往这里的走廊两边所有办公室门里都会向外飞出肥皂泡、翅膀和各种带仙气的小玩意儿。我们向员工和长者们讲解我们将要演出的故事。故事情节令人激动,有着迷人的魅力,引起了很大的共鸣,长者们也能理解故事的含义,因为故事本身就是根据他们提供的素材、根据他们的理解能力编写的。

我和杰夫随后又走回前厅,边走边设想着该如何摆放那些肥皂泡机器和仙子们,如何在我们的戏里表现仙子们,在《我相信你》的力量鼓舞下从酣睡中醒过来的场景。这时,我们看见在前厅的另一边站着一对 60 多岁的夫妇,他们互相牵着手,那位女士在擦拭眼泪,同时重重地抽泣着。

我拉住杰夫停住脚步,不出声地站在那里。我想起我们项目第一次培训时伊贺的做法:我们要有快乐的气氛,但也必须给痛苦留出空间。成长、奇迹、悲伤、损失,这些都是梦幻岛的组成部分,也是人的一生成长过程中伴随美好和智慧而来的一部分。重要的是,在这一刻它们是创意关怀的组成部分。

我们确实为它们留出了空间。在摩根镇对外演出的那一天,也就是我在这本书的开头所描写的那个时刻,我看到长者们露出的满脸惊叹的神色。社区项目负责人和艺术工作者有一个记录"成功事项"的清单,清单随着每一次的排练变得越来越长。雪莉原先已经有六个月不能离开她的房间了,但现在在演出中担任起仙子王后的角色。扮演温迪的蕾妮娅和鳄鱼在一起的那场戏结束后,她女儿走上前拥抱了她,感动得手足无措。查理以前从来不参加社区的活动,整天独自在那里发牢骚,但这次他被这个项目吸引了,参加了合唱组的演出,戴着一顶外形活泼的帽子作为演出时的装饰,坐在轮椅上随着《带我飞向月球》的音乐摆动舞姿,最后还拥抱了他的照护伙伴。玛丽因为截肢手术也已经有几个月不能走路,但她坐着轮椅参加了每一次的排练,穿着仙子的服装,显出高兴的劲头。盖伦的妹妹说她哥哥很多年从没有这样开心过了,坚持要她用担架床推着他去看大家排练。还有可怜的婷波,她每天都来参加排练,但是不幸在演出前的两周离世了。是的,《温迪的梦幻岛》在排练和演出过程中,有过许多开心的眼泪,也有过悲伤的眼泪。

演出结束后,也就是在摩根镇的开放日露丝流下开心的眼泪之后,在那么多长者第一次走出各自的房门参与创造奇迹的活动之后,我又想起了那个切中要害的问题:应该怎样使这样的活动具有可持续性? 我们不能让魔法消失。我们的案例分析和对员工的访谈表明,他们已经深深地感受到了这个项目的魅力,学到了许多创意关怀的技巧。我们计划把创意活动、戏剧排练和演出的照片挂在各个照护中心的走廊和餐厅、会议室的墙上,把这次经历的感受和故事锁定在社区的记忆里。在那些这次没有安排演出《小飞侠彼得·潘》的社区,人们坚持也要同样地做一次。于是我们将剧本做了修改,使他们在没有杰夫帮助舞台设计的情况下能够完成排练和演出。我们还让各个照护中心的员工从长者那里收集新的故事,预备明年的活动。当所有 12 个社区把将来要讲述的故事挑选完毕,我们会帮助他们确定一个主题,起草可以展开主题的美妙问题,然后就像这次的程序一样再开展一次活动。这些社区已经大大地扩展了志愿者队伍,还和当地的甚至全国的艺术工作者建立了关系,他们也有了各种工具和技巧,能够将类似的活动持续地举办下去。

我的脑子里还在萦绕着另外一个问题:持续进行艺术形式的创意关怀,是不是值得更多的、持续的资金投入? 生活在社区中的长者们几乎每个人都有多个药物处方,每天都有不同的药品不断地送到这里来,那是大量的、难以计数的药品。许多药品的包装上印着明显的警告,标明有严重的不良反应。这些药物是不是有持续的作用呢？我们的医保系统一味地为此买单，但似乎从来没有研究一下把这么多的资源投入在这些药物上面是否值得。而另一方面，快乐和创造生活意义是否值得资金的投入呢？感受更大的世界、建设一种文化是否值得资金的投入呢？终结那种正在碾碎着长者灵魂的孤独和隔绝是否值得资金的投入呢？吸引员工和志愿者以及社会上的人共同完成改变对高龄长者、对高龄照护、对长者照护社区等的各种偏见和不正确看法这样一个使命，是否值得资金的投入呢？是否值得持续地投入资金去聘请艺术工作者，而不是仅仅让社区的员工自己去完成类似的项目？我们当然可以把所有的计划、资料和工具教给员工们，但他们是会流动的。因此我们要找到一个途径可以像发出药品处方那样发出意义和快乐的处方。现在，感谢雪莉和露丝，感谢安吉和伊贺，感谢为这个发生在肯塔基的梦想做出贡献的每一个人，他们的勇敢投入，使我们知道了该如何发放这样的处方。我们应该把这个处方带到每一个社区，带给每一个长者，带给每一个需要的人，无论他是生活在照护中心，还是居住在自己的家里。

结　语
面 向 未 来

　　一天,我约了当地阿尔茨海默病协会的一位负责人一起商讨我不久前产生的一个新的想法。会谈结束时,我的笔记本上已经记录了很多建议和主意。我们打算邀请威斯康星州各地的博物馆为我们提供创意项目的提示物,从他们的收藏中挑选出一些可以产生灵感的文物,用来激发高龄长者和他们的家人、照护伙伴和志愿者之间的创意联结。我们要在活动中寻找有意义、有感染力的故事,通过本州的公共广播电台在全州各地宣传。我们计划在更多的照护社区开展创意活动的培训,使得他们能够成为我们项目的支持者,把创意关怀的方法渗透到照护体系中去。

　　临别时,那位负责人说:"你做的这些项目可以给长者们以希望。"

　　是的,创意关怀确实可以给长者们带来希望。这本书中的每一个故事,还有"时光流转"组织在世界各地的800多位辅导员传来的故事,都切切实实地证明了这种希望的存在。这希望来自长者们感觉到和他人和世界相联结的那一刻,来自创意的甘泉减缓了疼痛和失落的感觉的那一刻。

创意关怀是一项通过游戏和互动,通过表达,通过传承为痛苦的生活带来意义的工作。寻求资金和资源来支持这项工作是我们持续向前迈进的关键。在当前全球认知症患者的人数快速增长、高龄人群中被孤独、被隔绝的人数比例快速增长的情形下,我们更需要这种支持。当然,我们的工作只是整个变革中的一部分。

要满足新情形下的要求,我们需要像蒲艾真[12]这样的活动家和她领导的"跨代关怀"这样的组织。她一直致力于改革刻板的照护体系,还致力于改善照护者的生存条件。如果我们想改变高龄和失能的体验,就必须改变对关怀照护的理解和价值评判。

要满足新情形下的要求,我们需要像凯博文和伊娃·凯塔这样的学者,他们缜密的思考、鼓舞人心的学术研究以及生动的经验实例为我们总结出了照护的定义:照护是一种互惠的行为,是人类高度发展的结果。

要满足新情形下的要求,我们需要政策制定者们和社区的管理层重新思考我们的文化中关于死亡及其过程的概念。我们要有更多的"面对死亡咖啡馆"运动,让人们在一些非正式的聚会中增加对于死亡的了解,以使有限的生命变得更有价值。或者像"尊重选择"这样的计划,把比较现实的临终安排方式引入医疗保健体系中。

要满足新情形下的要求,需要像现在许多组织正在做的那样,系统性地拆除那些过时的代际障碍。

要满足新情形下的要求,需要像有些已经建立全民医疗保健体制的国家,如英国、澳大利亚、加拿大那样,他们正在做的激奋人心的事情,是制定一种以社交活动为内容的社交处方[13]计划,使临床医生和文化组织之间得以开放信息和资金流,将社交活动送到高龄长者那里。而美国目前以处理危机为导向且处于不完整状态的医疗保健体制,会在这方面遇到很大挑战。但我期盼保险公司会逐渐意识到艺术对于身体和心理的预防作用,进而向高龄长者提供创意关怀的项目,就像他们现在资助长者在健身房的会员费那样。

要满足新情形下的要求,需要科学研究人员的远见和天才能力。他们已经开始研究如何测算复杂的创意关系的生成。因为艺术的作用是相对性的,很难测算。现在所谓"黄金标准"的研究方法,即随机控制的双盲方法,并不总是能够捕捉到艺术活动在照护环境中的有益之处。

要满足新情形下的要求,需要那些正在照护经历着衰弱、孤独和认知症的长者的家人、朋友,以及专业照护伙伴们鼓起勇气克服内心的沮丧,克服那些因长者身体和心理上的

变化而带来的悲伤;需要他们敞开心扉邀请长者一起探索在
这一刻的自我。

　　总之,要为高龄长者带来希望,我们还有很多事情要做。

译　注

［1］长者照护中心：美国的高龄长者照护机构按照所提供的医疗服务和生活服务进行分类，如：具备专业医疗服务的专业护理中心、康复中心，提供部分或全部生活服务、自身没有专业医疗服务的独立自理长者公寓、生活辅助长者照护中心等。不同类别的机构在硬件设施、管理和服务等方面皆有不同的要求。有些社区可以将不同类别的机构设置在同一社区的不同建筑或不同区域内。本书所关注的创意关怀涉及各个类别的照护机构，为方便表述，统称为照护中心或照护社区。

［2］婴儿潮：指第二次世界大战以后美国发生的出生率大幅度提升的现象。通常将 1946—1964 年出生的人称为婴儿潮人口。

［3］珀涅罗珀：古希腊荷马神话《奥德赛》中战神奥德修斯的妻子。《奥德赛》描写的是特洛伊战争结束后，希腊

英雄、伊萨卡国的国王奥德修斯返回故乡的故事。战
争结束后，奥德修斯和他的同伴因遇到海上风暴以及
与不同人物、事件的遭遇而经历了长达十年的漂流生
活。在奥德修斯漂流的最后三年中，有100多人聚集
在他家乡，向他美丽的妻子珀涅罗珀求婚，但遭到了拒
绝。这些人进而霸占了他家的庄园，终日在那里宴饮
作乐，挥霍奥德修斯的财产。奥德修斯回到伊萨卡岛
后，先和儿子见了面，然后化装成乞丐进了自己家，借
机逐个杀死了强占他家的求婚者，夺回了自己的财产，
最后与珀涅罗珀团聚，重登伊萨卡国的王位。本书后
面讲述了根据珀涅罗珀的故事创作和排演戏剧的
经过。

［4］密尔沃基群岛：位于美国中西部的威斯康星州密尔沃
基市。

［5］发散性思维（divergent thinking）：又称辐射思维或求
异思维，是指大脑在思维时呈现的一种扩散状态的思
维模式，它表现为思维视野广阔，思维呈现出多维发散
状，如"一题多解""一事多写""一物多用"等。不少心
理学家认为，发散性思维是创造性思维的最主要的特
点，是测定创造力的主要标志之一。

［6］人类需求层次理论：需求层次理论是人本主义科学的
理论之一，由美国心理学家亚伯拉罕·马斯洛

　　　(Abraham Maslow)于 1943 年提出，他将人类的需求
　　　从低到高分为五个层次，分别是生理需求、安全需求、
　　　社交需求、受尊重的需求和自我实现的需求。

[7] 维克多·弗兰克尔(Viktor Frankl)：奥地利神经学家
　　　和心理学家。他是法西斯针对犹太民族大屠杀的幸存
　　　者，也是享有盛誉的"存在-分析学说"的开创人。他所
　　　发明的意义治疗(logotherapy)是西方心理治疗的重要
　　　流派。

[8] 心流(mental flow)：在心理学中特指一种人们在专注
　　　进行某种行为时所表现的心理状态，比如艺术家在创
　　　作时所表现的心理状态。通常当人们处于此种状态
　　　时，不愿意被外界所打扰，也即抗拒中断。这是一种将
　　　个人精神完全投注于某种行为活动之中的感觉。心流
　　　产生的同时会伴有高度的兴奋感和充实感。

[9] 照护关怀：英文"care"一词可以同时解释为照护或关
　　　怀，本书译文按中文习惯相应选用。

[10] 亚里士多德和阿奎那：古代著名哲学家。

[11] 佩托斯基珊瑚石：是六射珊瑚的化石，由活珊瑚虫的骨
　　　骼形成，有 350 亿年的历史。佩托斯基石外表很美丽，
　　　可以在石纹中看到不同的图案，极具收藏价值和艺术
　　　品位，是美国密歇根州的州石。

[12] 蒲艾真，英文名"Ai-jen Poo"，华裔美籍女性，美国社会

活动家,美国"全国家庭佣工联盟"总监、"跨代关怀"组织的联合总监。2012 年美国《时代》杂志将她选入百名最具影响力人物。"跨代关怀"是一个由 200 个具有共同诉求的组织组成的全国性联盟,致力于改变美国的长期照护体系,重点关注高龄人群和残障人群,同时关注照护者群体的需求。

[13] 社交处方:在英国、澳大利亚、加拿大等国,针对高龄长者孤独和隔绝的情形,医生可以介绍其参加有意义的创意活动,以培养归属感、目标感、对生活意义的感觉和对社会支持的感觉。

* * * * *

附:《小飞侠彼得·潘》故事梗概

《彼得·潘》是苏格兰作家詹姆斯·巴里(James Barrie)出版于 1911 年的长篇小说,故事源自舞台剧《彼得·潘与温迪》。该小说后又被改编搬上电影银幕,有迪斯尼电影《小飞侠彼得·潘》,哈根执导的真人版电影《彼得·潘》等。

彼得·潘是小说中的主人公,他是一个有着满口珍珠般的乳牙,穿一身用树叶和树浆做的衣服,不愿长大也永远不会长大的可爱的小男孩。

故事写的是达林先生家里的三个小孩,温迪及两个弟弟经受不住由空中飞来的神秘孩子彼得·潘的诱惑，很快学会了飞行，趁父母不在，连夜飞出窗去，飞向奇异的"梦幻岛"。

这岛上既有凶猛的野兽和鳄鱼，又有原始部落中的"红人"，还有可怕的海盗，当然也有许多仙女和美人鱼。总之，经常出现在儿童梦中和幻想中的一切，这里都有。因此也就发生了打猎和与猛兽的搏斗、红人与海盗之间的战争、孩子们与海盗之间的战争等故事，也包括温迪和鳄鱼的故事。

孩子们脱离了成人，无拘无束，自由自在，在彼得·潘的率领下，自己处理一切事务，尽情玩耍，也历经了各种危险。正如作者在书中所说："在他们看来，没有妈妈照样可以过得很愉快。只有当妈妈的才认为，孩子离开了妈妈便不能生活。"

可是后来，这些离家出走的孩子开始想妈妈了，尤其是大姐姐温迪，在她的动员下，孩子们告别了给他们带来过无限欢乐的"梦幻岛"，飞回了家中。后来他们逐渐长大成人。

只有彼得·潘永远不长大，也不回家，他老在外面飞来飞去，把一代又一代的孩子带离自己的家庭，让他们到"梦幻岛"上去享受自由自在的童年欢乐。故事的最后一句是这样写的："只要孩子们是欢乐的、天真的、无忧无虑的，他们就可以飞到梦幻岛去。"

图书在版编目(CIP)数据

创意关怀:认知症和高龄照护的革命性趋向/(美)安妮·巴斯廷(Anne Basting)著;
(美)朱晓波译. —上海:复旦大学出版社,2023.8
书名原文:Creative Care-A Revolutionary Approach to Dementia and Elder Care
ISBN 978-7-309-16911-9

Ⅰ.①创… Ⅱ.①安… ②朱… Ⅲ.①老年人-护理学 Ⅳ.①R473.59

中国国家版本馆 CIP 数据核字(2023)第 125184 号

创意关怀:认知症和高龄照护的革命性趋向
[美] 安妮·巴斯廷(Anne Basting)   著
[美] 朱晓波 译
责任编辑/贺 琦

复旦大学出版社有限公司出版发行
上海市国权路 579 号   邮编:200433
网址:fupnet@ fudanpress. com   http://www. fudanpress. com
门市零售:86-21-65102580   团体订购:86-21-65104505
出版部电话:86-21-65642845
常熟市华顺印刷有限公司

开本 890×1240   1/32   印张 9.625   字数 169 千
2023 年 8 月第 1 版
2023 年 8 月第 1 版第 1 次印刷

ISBN 978-7-309-16911-9/R·2046
定价:66.00 元